零起点看图学操作系列丛书

零起点看图学刮痧

主编 朱耀环

编 者（按姓氏笔画排序）

于俊颖 马丽华 石启洋 刘志伟
孙丽娜 何 峰 宋 青 宋家君
张 彤 李 东 徐海婷

中国协和医科大学出版社

图书在版编目（CIP）数据

零起点看图学刮痧 / 朱耀环主编. —北京：中国协和医科大学出版社，2017. 9

ISBN 978-7-5679-0561-0

Ⅰ. ①零… Ⅱ. ①朱… Ⅲ. ①刮搓疗法-图解 Ⅳ. ①R244. 4-64

中国版本图书馆 CIP 数据核字（2017）第 063595 号

零起点看图学操作系列丛书

零起点看图学刮痧

主　　编：朱耀环
策划编辑：吴桂梅
责任编辑：林　娜

出版发行：**中国协和医科大学出版社**
（北京东单三条九号　邮编 100730　电话 65260431）
网　　址：www. pumcp. com
经　　销：新华书店总店北京发行所
印　　刷：北京朝阳印刷厂有限责任公司

开　　本：710×1000　　1/16 开
印　　张：9. 25
字　　数：120 千字
版　　次：2017 年 9 月第 1 版
印　　次：2019 年 9 月第 10 次印刷
定　　价：22. 00 元

ISBN 978-7-5679-0561-0

前　　言

刮痧是根据中医十二经脉及奇经八脉，遵循“急则治其标”的原则，运用手法强制刺激经络，使局部皮肤发红、充血，从而起到疏通经络、解毒祛邪、清热解表、行气止痛、健脾和胃的作用，从而达到防病治病的目的。刮痧疗法具有历史悠久、方法简便、易于操作、适应证广、疗效显著、经济安全等特点，深受广大群众的欢迎，并被广大医务工作者所认可。在当前医疗资源普遍不足、医药费用开支逐年增加、药物不良反应对身体伤害不断的情况下，刮痧疗法不失为既经济又有效的医疗手段，非常适合人们在家使用，值得推广。

本书内容包括刮痧疗法基础知识、内科常见病刮痧疗法、外科常见病刮痧疗法、妇科常见病刮痧疗法、儿科常见病刮痧疗法、皮肤科常见病刮痧疗法、五官科常见病刮痧疗法、亚健康症状刮痧疗法、五脏六腑养生保健刮痧疗法。本书从实用的角度出发，内容通俗易懂，科学实用；方法简便易行，操作性强。书中通俗的穴位讲解和操作图片，使读者只要按照书中的方法和操作步骤，就能进行实践，做到“从零开始，看图轻松学，一看就会，会了就能用”。

本书供基层医务人员阅读学习，也适用于一般刮痧爱好者参考。

由于时间仓促，编者经验水平有限，不足之处在所难免，恳请读者批评指正。

编者

2017 年 1 月

目　　录

第一章　刮痧疗法基础知识 ……………………………………（1）
第一节　刮痧疗法概述 ……………………………………（1）
一、刮痧疗法的起源与发展 ……………………………………（1）
二、中西医看刮痧 ……………………………………（2）
三、刮痧的奥妙 ……………………………………（3）
第二节　刮痧疗法的用具 ……………………………………（4）
一、刮痧疗法的器具 ……………………………………（4）
二、刮痧疗法的介质 ……………………………………（6）
三、毛巾和纸巾 ……………………………………（6）
第三节　刮痧板的应用 ……………………………………（7）
一、持板法 ……………………………………（7）
二、刮拭角度 ……………………………………（7）
三、刮拭方法 ……………………………………（8）
第四节　刮痧的常用体位 ……………………………………（8）
一、仰卧位 ……………………………………（8）
二、俯卧位 ……………………………………（8）
三、侧卧位 ……………………………………（9）
四、俯伏坐位 ……………………………………（9）
五、仰靠坐位 ……………………………………（10）
第五节　刮痧的基本手法 ……………………………………（11）
一、面刮法 ……………………………………（11）
二、角刮法 ……………………………………（11）
三、点按法 ……………………………………（13）

四、拍打法 ……………………………………………… (13)
五、按揉法 ……………………………………………… (13)
六、厉刮法 ……………………………………………… (15)
七、平刮法 ……………………………………………… (16)
八、推刮法 ……………………………………………… (16)
第六节　身体各部位的刮拭方法 ……………………………… (17)
一、头部刮痧法（面刮法、角刮法） …………………… (17)
二、面部刮痧法（平面按揉法） ………………………… (17)
三、肩颈部刮痧法（面刮法、点按法） ………………… (20)
四、背部刮痧法（面刮法） ……………………………… (21)
五、胸部刮痧法（角刮法、面刮法） …………………… (22)
六、腹部刮痧法（面刮法） ……………………………… (23)
七、四肢刮痧法（面刮法） ……………………………… (24)
八、膝关节刮痧法（角刮法、点按法） ………………… (25)
第七节　刮拭十二经穴测健康 ……………………………… (26)
一、手太阴肺经 ………………………………………… (26)
二、手阳明大肠经 ……………………………………… (27)
三、手少阴心经 ………………………………………… (28)
四、手太阳小肠经 ……………………………………… (30)
五、手厥阴心包经 ……………………………………… (31)
六、手少阳三焦经 ……………………………………… (32)
七、足阳明胃经 ………………………………………… (33)
八、足太阴脾经 ………………………………………… (34)
九、足太阳膀胱经 ……………………………………… (35)
十、足少阴肾经 ………………………………………… (36)
十一、足少阳胆经 ……………………………………… (37)
十二、足厥阴肝经 ……………………………………… (38)
第八节　刮痧的补泻手法 …………………………………… (39)

一、补法 …………………………………………………………（39）
二、泻法 …………………………………………………………（39）
三、平补平泻法 ……………………………………………………（39）
第九节 刮痧的要领和技巧 ……………………………………………（40）
一、刮拭角度 ………………………………………………………（40）
二、按压力 …………………………………………………………（40）
三、刮拭速度 ………………………………………………………（40）
四、刮拭长度 ………………………………………………………（40）
五、刮拭顺序和方向 ………………………………………………（40）
六、刮拭时间 ………………………………………………………（41）
七、刮痧治疗间隔 …………………………………………………（41）
第十节 刮痧的适应证、禁忌证及注意事项 …………………………（41）
一、适应证 …………………………………………………………（41）
二、禁忌证 …………………………………………………………（42）
三、注意事项 ………………………………………………………（43）
第二章 内科常见病刮痧疗法 ……………………………………（45）
第一节 感冒 ………………………………………………………（45）
一、风寒感冒 ………………………………………………………（45）
二、风热感冒 ………………………………………………………（46）
三、暑湿感冒 ………………………………………………………（47）
第二节 头痛 ………………………………………………………（49）
第三节 咳嗽 ………………………………………………………（50）
第四节 眩晕 ………………………………………………………（51）
第五节 中暑 ………………………………………………………（53）
第六节 哮喘 ………………………………………………………（54）
第七节 心悸 ………………………………………………………（56）
第八节 高血压 ……………………………………………………（57）
第九节 低血压 ……………………………………………………（58）

第十节 呃逆 …… (60)
第十一节 腹泻 …… (61)
第十二节 腹胀 …… (62)
第十三节 便秘 …… (64)
第十四节 慢性胃炎 …… (65)
第十五节 消化性溃疡 …… (66)
第十六节 胃下垂 …… (68)
第十七节 糖尿病 …… (69)
第十八节 高血脂 …… (70)
第十九节 阳痿 …… (72)
第二十节 遗精 …… (73)
第三章 外科常见病刮痧疗法 …… (75)
第一节 落枕 …… (75)
第二节 肩周炎 …… (76)
第三节 颈椎病 …… (77)
第四节 慢性腰痛 …… (79)
第五节 坐骨神经痛 …… (80)
第六节 膝关节痛 …… (81)
第七节 足跟痛 …… (83)
第八节 风湿性关节炎 …… (84)
第九节 类风湿性关节炎 …… (85)
第十节 痔疮 …… (87)
第四章 妇科常见病刮痧疗法 …… (89)
第一节 痛经 …… (89)
第二节 月经不调 …… (90)
第三节 闭经 …… (92)
第四节 外阴瘙痒 …… (93)
第五节 乳腺增生 …… (94)

第六节 女性更年期综合征 …………………………………………（ 96 ）
第五章 儿科常见病刮痧疗法 ……………………………………（ 98 ）
第一节 小儿感冒 ………………………………………………（ 98 ）
第二节 小儿咳嗽 ………………………………………………（ 98 ）
第三节 小儿消化不良 …………………………………………（100）
第四节 小儿厌食症 ……………………………………………（101）
第五节 小儿便秘 ………………………………………………（103）
第六章 皮肤科常见病刮痧疗法 …………………………………（105）
第一节 皮肤瘙痒症 ……………………………………………（105）
第二节 荨麻疹 …………………………………………………（106）
第三节 湿疹 ……………………………………………………（107）
第四节 痤疮 ……………………………………………………（108）
第五节 神经性皮炎 ……………………………………………（110）
第七章 五官科常见病刮痧疗法 …………………………………（112）
第一节 近视 ……………………………………………………（112）
第二节 耳鸣 ……………………………………………………（113）
第三节 鼻窦炎 …………………………………………………（114）
第四节 咽喉肿痛 ………………………………………………（116）
第八章 亚健康症状刮痧疗法 ……………………………………（118）
第一节 失眠 ……………………………………………………（118）
第二节 健忘 ……………………………………………………（120）
第三节 神经衰弱 ………………………………………………（121）
第四节 食欲不振 ………………………………………………（123）
第五节 消化不良 ………………………………………………（124）
第六节 大脑疲劳 ………………………………………………（125）
第七节 眼睛疲劳 ………………………………………………（126）
第八节 颈肩酸痛 ………………………………………………（127）
第九节 腰酸背痛 ………………………………………………（129）

第九章 五脏六腑养生保健刮痧疗法 …………………………………… (131)
第一节 心和小肠刮痧保健法 ………………………………………… (131)
第二节 肺和大肠刮痧保健法 ………………………………………… (132)
第三节 肝胆刮痧保健法 ……………………………………………… (133)
第四节 脾胃刮痧保健法 ……………………………………………… (134)
第五节 肾和膀胱刮痧保健法 ………………………………………… (135)
参考文献 ………………………………………………………………… (137)

第一章　刮痧疗法基础知识

第一节　刮痧疗法概述

刮痧是中医传统的纯自然疗法，以经络学说、脏腑学说为理论指导，集按摩、针灸、艾灸、点按、拔罐于一体，采各疗法之所长，利用刮痧板、刮痧介质刮拭体表经脉、穴位，使人体肌表、关节、神经和血管产生一定的刺激，从而改善局部的微循环，达到疏通经络、调和营血、活血化瘀、强健心肺、祛风散寒、消肿止痛、平衡阴阳和排出毒素的功效。

一、刮痧疗法的起源与发展

刮痧疗法起源于中国，其历史可追溯至远古时期，由砭石疗法延续、发展而来。两千多年前的《黄帝内经》里就有痧病的记载。

唐代，民间已有人开始用苎麻刮痧治疗疾病了。

宋代，王棐著有《指迷方·瘴疟论》一书，书中将刮痧称为“挑草子”。

元代，危亦林在《世医得效方》中有对刮痧治病的较详细记载。

明代，有关刮痧治病的记载则更为详尽，医书中多沿用了危氏的说法，但将“沙”更改为“痧”。

清代，郭志邃撰写了第一部刮痧专著《痧胀玉衡》，该书对刮痧疗法进行了较为系统的论述，并对刮痧疗法的适应证和良好的疗效给予了充分的肯定。

17 世纪至 20 世纪初，刮痧疗法不仅在民间广为流传，而且在医学界已有了一定的地位。

20 世纪 60 年代，我国已诞生了一支稳定的中医专业队伍，对刮痧疗法做了大量的发掘、继承、研究、整理工作，同时伴随着一些刮痧专著的问世。60~70 年代，中医事业遭到了严重破坏。70 年代末期，随着社会的稳定，经济的发展，中医学术活动得以逐步恢复和发展。刮痧疗法具有科学性、简便性和有效性，在漫长而艰难的历史环境中显示出强大的生命力，因此得以一直在民间流传。

现代经络刮痧由传统中医理论指导，有完整手法和改良工具的自然疗法，不仅适应病种广泛，而且更在刮痧手法上结合按摩、点穴、杵针等手法，使刮痧成为不直接用手的按摩、点穴疗法，不用针刺入肉的类杵针样的针灸疗法，不用拔罐器的拔罐疗法。

二、中西医看刮痧

1. 中医角度看刮痧

（1）疏通经络：刮痧疗法刺激体表经络穴位，疏通并激活它，发挥经络整体性、双向性调控功能，不仅可以治疗经络气血偏盛、偏衰或气机紊乱导致的诸多疾病，还可以增强经络所属脏腑的功能，提高人体自身的调节功能、抗病能力、康复能力，达到既治疗局部病变，又扶正祛邪、增强体质、防病治病的目的。

（2）行气活血：气血的传输对人体起着濡养、温煦等作用。刮痧作用于肌表，使经络通畅，气血通达，则瘀血化散，凝滞固塞得以崩解消除，全身气血通达无碍，局部疼痛得以减轻或消失。

（3）活血祛瘀：刮痧可调节肌肉的收缩和舒张，使组织间压力得以调节，并能促进刮拭组织周围的血液循环，增加组织的血流量，从而起到活血化瘀、去瘀生新的作用。

（4）调整阴阳：中医十分强调机体阴阳关系的平衡。刮痧对人体功能有双向调节作用，可改善和调整脏腑功能，使其恢复平衡。

2. 西医角度看刮痧

（1）镇痛，松解粘连：肌肉附着点和筋膜、韧带、关节囊等受损伤的软组织可发出疼痛信号，通过神经反射作用，使有关组织处于警觉状态，肌肉的收缩、紧张直至痉挛。这是警觉状态的反应，其目的是减少肢体活动，从而减轻疼痛，这是人体的保护反应。此时，若不及时治疗，损伤组织就会形成不同程度的粘连、纤维化或瘢痕化，从而加重病情。刮痧能够舒筋通络消除疼痛病灶，在解除肌紧张、明显减轻疼痛症状的同时，也有利于病灶的恢复。

（2）改善微循环，提高免疫力：刮痧过程可使局部组织高度充血，血管神经受到刺激使血管扩张，血流及淋巴液流动增快，吞噬作用及搬运力量增强，使体内废物、毒素加速排除，组织细胞得到营养，从而使血液得到净化，增加了全身抵抗力，可以减轻病势，促进康复。

（3）信息调整：人体各个脏器都有其特定的生物信息，当脏器发生病变时有关的生物信息就会发生变化，而脏器生物信息的改变可影响整个系统乃至全身的功能平衡。通过各种刺激或各种能量传递的形式作用于体表的特定部位，产生一定的生物信息，通过信息传递系统输入到有关脏器，对失常的生物信息加以调整，从而起到对病变脏器的调整作用。这是刮痧治病和保健的依据之一。

三、刮痧的奥妙

刮痧，顾名思义，刮拭出痧。可见“痧”就是关键。刮痧的奥妙就在于出痧和退痧。

1. 出痧

痧是从毛细血管渗出的。因为毛细血管管腔最细小，管壁本身就具有通透性，是营养物质和代谢产物进出的通道。当血液循环正常时，毛细血管内血液没有瘀滞，故刮痧不会出痧，只有促进血液循环，加速新陈代谢的作用。在血流减缓，血液瘀滞，微循环障碍时，毛细血管部位瘀滞的血液中营养物质逐渐减少，代谢废物逐渐增多。刮痧时，刮痧板的按压力会将瘀滞的血液从毛细血管壁间隙挤压到血管壁以外，毛细血管内的瘀滞瞬间缓解，血流恢复正常。

因此，痧是渗漏到毛细血管外的含有毒素的血液。刮痧只是将含有毒素的血液“分离”出血管。出痧后，血管本身的弹性作用会使其瞬间收缩，所以停止刮拭时，出痧会立即停止。

红色的痧斑是从血液中渗透出来的，看上去有点像瘀血。可实际上身体并没有受伤，通过出痧的方式可以改善微循环，有效排出体内毒素，补养祛瘀，活化细胞，促进新陈代谢。因此出痧以后，身体并没有出现不适，反而觉得轻松舒适、疼痛减轻。

2. 退痧

刮痧所出的痧象一天天逐渐浅淡，直至完全消散，整个过程就是痧的消退过程。这些痧是不受机体欢迎的“异物”，人体血液、淋巴液和组织间液中有多种防御因素，能对体内异物有识别能力和排除能力。痧很快会被这些细胞识别出来，并且吞噬和分解，分解物会随着汗液、呼吸、尿液等排出体外。退痧的过程可提高机体自身清除异物的能力，提高免疫功能，这是刮痧的另一神奇功效，也称刮痧的后效应。

3. 阳性反应

并不是每次刮痧都会出痧，有些气血不足的虚证，或者气虚、血虚体质者，就不容易刮拭出痧。但是刮痧板下会感觉到疼痛或有不平顺，皮下或肌肉组织间有类似砂砾、米粒、花生米、蚕豆大小，甚至更大的结节样软组织，或条索状的障碍阻力，这些现象是经脉气血失调，微循环障碍的另一种表现，称为阳性反应。阳性反应的大小、形态与病变程度、病变时间以及病变范围密切相关。

随着不断地刮拭，疼痛会逐渐减轻、消失，结节和砂砾会逐渐变软、缩小甚至消散，这个过程也是疏通经络、活血化瘀、软坚散结的过程。所以刮痧使这些阳性反应减轻或消失，可以起到畅通经脉，为细胞补充营养，恢复和增强其功能的治疗作用。

第二节　刮痧疗法的用具

一、刮痧疗法的器具

刮痧板是刮痧的主要器具。目前市面上有各种形状的刮痧板、集多种功能的刮痧梳（图 1-1）。现代刮痧板多选用具有药物作用的玉石或水牛角材质制成（图 1-2、图 1-3）。水牛角质地坚韧，光滑耐用，药源丰富，加

图 1-1　刮痧梳

工简便，具有发散行气、清热解毒、活血化瘀的作用。玉则性味甘平，入肺经，润心肺，清肺热。

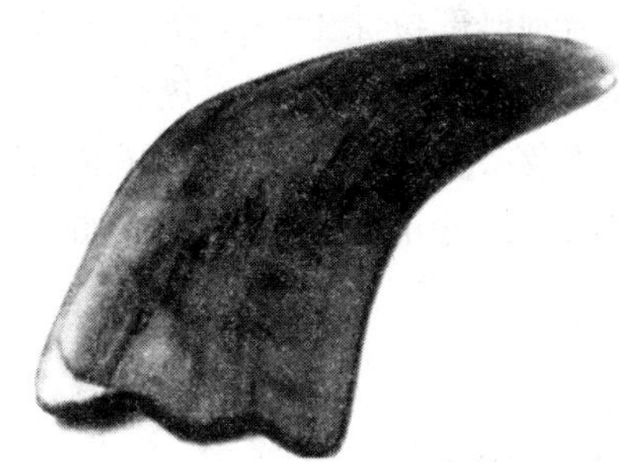

图 1-2　水牛角刮痧板

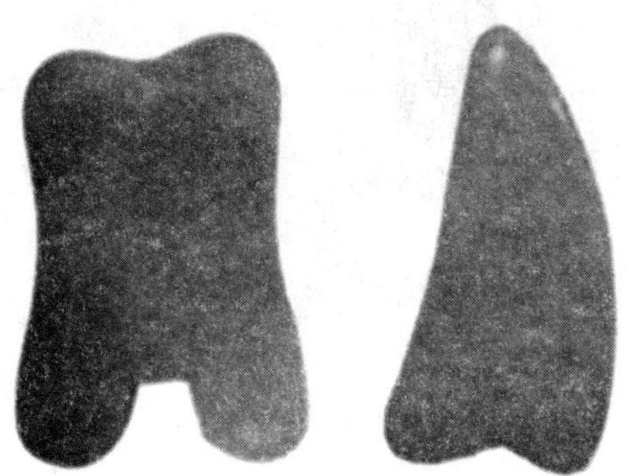

图 1-3　玉质刮痧板

刮痧板的薄面用于人体平坦部位的治疗刮痧，凹陷的厚面用于保健刮痧。半凹陷的一侧，用于刮按脊柱部位、四肢的手指、足趾等部位。钝圆的四角则用于按压经脉、穴位、痛敏感点等部位。

水牛角和玉质的刮痧板，刮拭完毕后可用肥皂水洗净擦干或以酒精擦拭消毒。为防交叉感染，最好固定专人专板使用。水牛角刮板如长时间置于潮湿之地、浸泡在水中，或长时间暴露于干燥的空气中，均可发生裂纹，影响其使用寿命。因此，刮板洗净后应立即擦干，最好放在塑料袋或皮套内保存。玉质板在保存时要避免磕碰，以防弄碎。

二、刮痧疗法的介质

刮痧时，为了避免皮肤损伤，并且减少刮痧的阻力，增强刮痧的疗效，一般会在操作前，给刮痧部位涂上一层介质。常用的刮痧介质有特制的刮痧油（图 1-4）。刮痧油通常采用具有清热解毒、活血化瘀、消炎镇痛作用而无不良反应的中药及渗透性强、润滑性好的植物油加工而成。如无特制的刮痧油也可在皮肤表面涂上一层润滑剂，如香油、菜油、色拉油等均可。

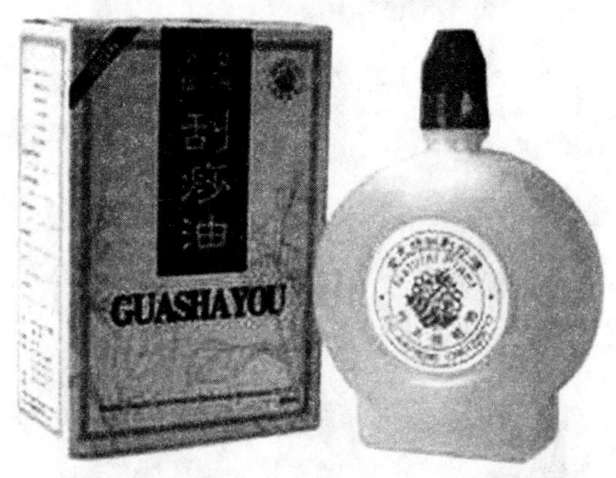

图 1-4　刮痧油

三、毛巾和纸巾

毛巾和纸巾用于刮拭前清洁皮肤和刮拭后擦拭油渍。要选用清洁卫生、质地柔软，对皮肤无伤害、无刺激的棉质毛巾（图 1-5）或柔软的清洁纸巾。

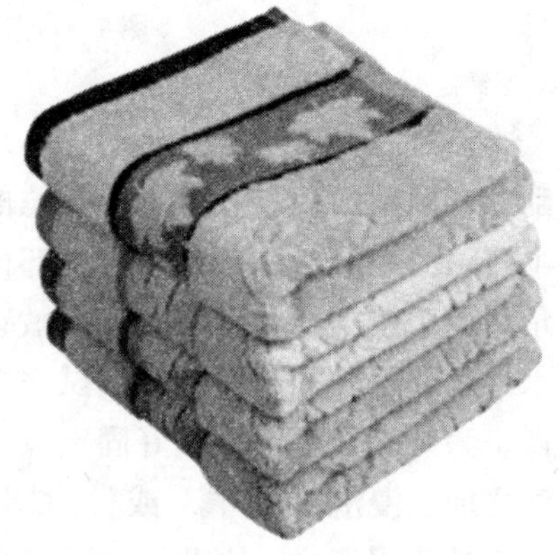

图 1-5　毛巾

第三节　刮痧板的应用

一、持板法

学习刮痧首先需要掌握持板方法，持板的手法是否正确会影响刮痧过程中对按压力的控制，即按压力是否恰当和全程按压力是否均匀。操作时一手横握刮痧板，刮板一底边横靠手心部位，拇指与另四指分别置于刮板两侧，手指弯曲，做到手感自如、用力适中、运板灵活。刮痧时用手掌心部位施加向下的按压力（图 1-6）。

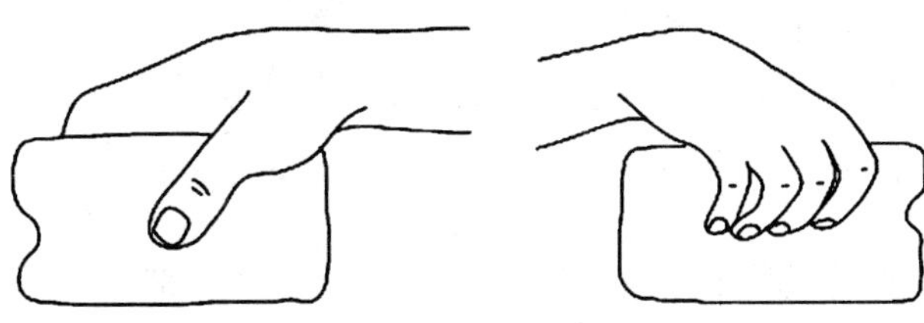

图 1-6　持板法

二、刮拭角度

刮痧板与刮拭方向保持 45°～90°进行刮痧。用力要均匀，由上而下或由中线向两侧刮拭。治疗病症时用刮板薄的一侧刮拭，保健强身时用其厚的一侧刮拭（图 1-7）。

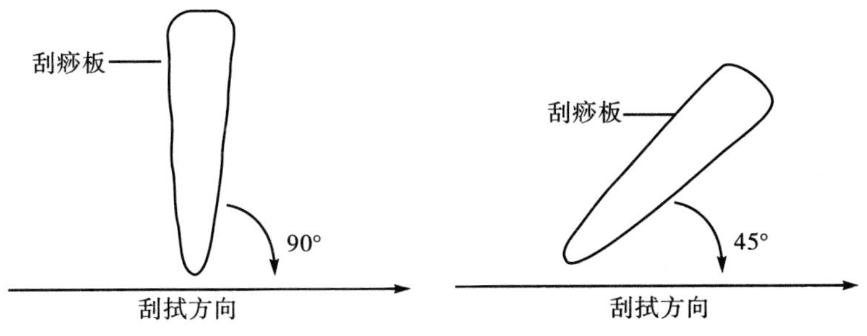

图 1-7　刮拭角度

三、刮拭方法

一手持刮痧板，蘸上刮痧油，在施术部位按一定方向刮拭，直至皮下呈现痧痕为止。刮拭时手腕要用力，且力度应均匀，同时要根据病情和患者的反应，随时调整刮拭力度，轻而不浮，重而不滞，以患者能耐受为度。

第四节 刮痧的常用体位

和针灸、拔罐等疗法一样，刮痧也需要安排好患者治疗时的体位，以便使患者在治疗过程中舒适、安全，并便于术者操作，提高治疗效果。另外还应根据患者的年龄、体质等情况综合考虑。一般老人、体弱久病者、小儿、妇女等或初次接受刮痧治疗者，应首选卧位治疗。

一、仰卧位

患者面部朝上平卧于床上，暴露腹部及上肢内侧部。适用于取穴和刮拭头部，胸部，腹部和上肢内侧、前侧，下肢前侧及外侧等部位或穴位（图 1-8）。

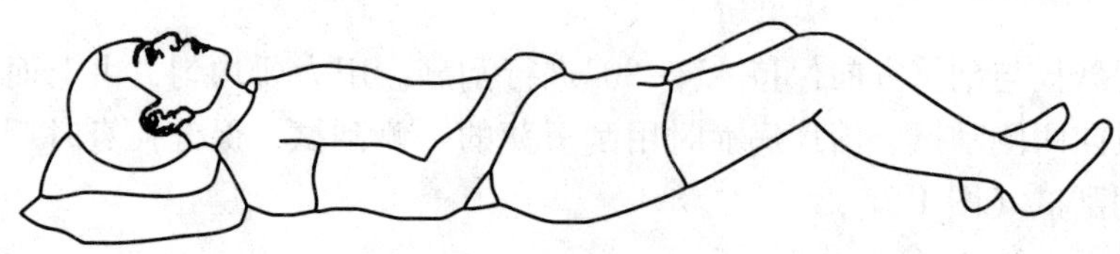

图 1-8 仰卧位

二、俯卧位

患者面部朝下平卧于床上，适用于取穴和刮拭背部、腰骶部和下肢后面及足底部等部位或穴位（图 1-9）。

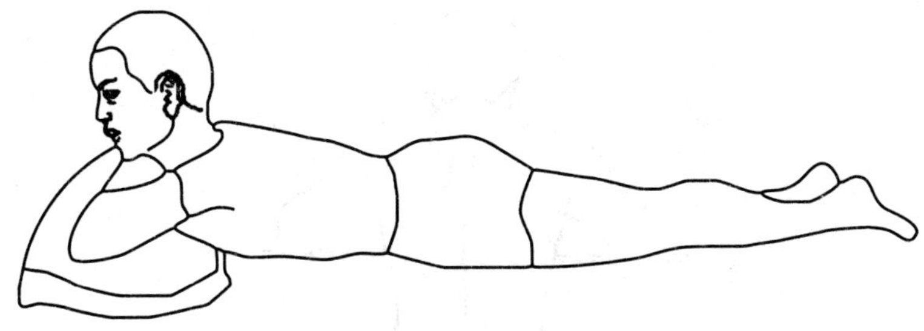

图 1-9　俯卧位

三、侧卧位

患者侧卧于床上，同侧下肢屈曲，对侧腿自然伸直，双上肢屈曲放于身体的前侧。适用于取穴和刮拭一侧的面部、肩胛部、四肢的外侧部和胸部肋间隙、背部肋间隙及身体侧面穴位（图 1-10）。

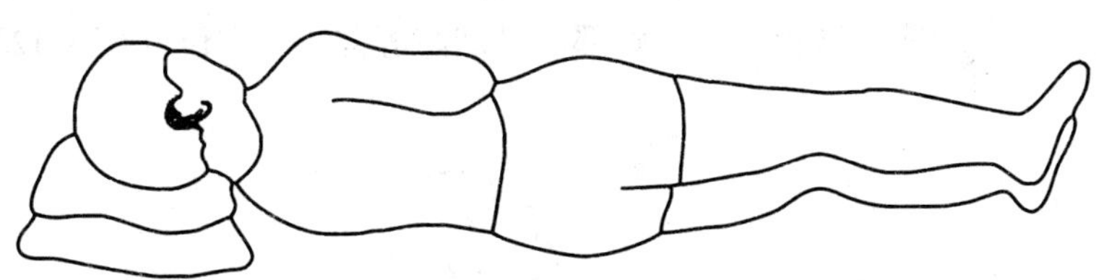

图 1-10　侧卧位

四、俯伏坐位

患者俯伏而坐，暴露后背及项部，适用于取穴和刮拭脊柱两侧、头颈的后面、肩胛部、背部、腰骶部以及臀部等部位或穴位以及进行脊柱两侧检查的体位（图 1-11）。

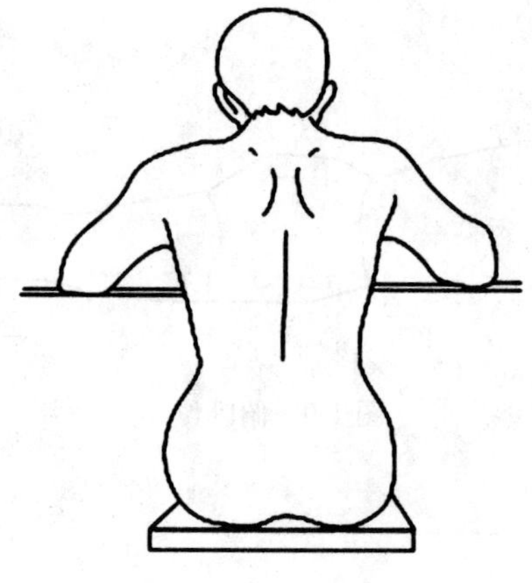

图 1-11　俯伏坐位

五、仰靠坐位

患者仰首靠坐于椅子上，暴露下颌缘以下、喉等部位。适用于取穴和刮拭头面部、颈前及喉骨两旁、胸部肋骨间隙等部位或穴位（图 1-12）。

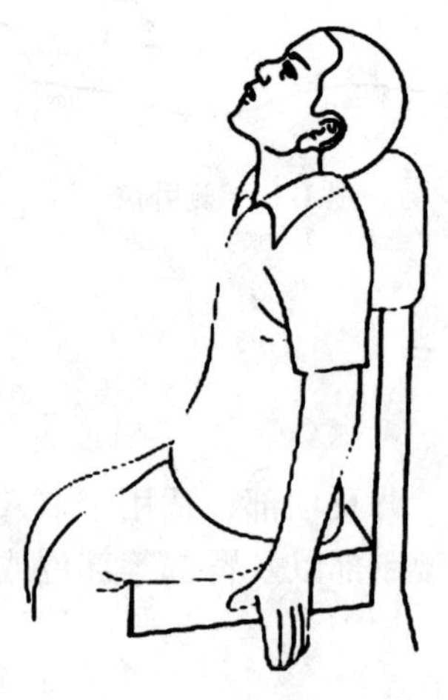

图 1-12　仰靠坐位

第五节　刮痧的基本手法

刮痧的基本手法是学习刮痧的基础，只有熟练掌握了这些技能，才能将刮痧应用得游刃有余。而且，正确的刮拭方法还可以提高刮痧的疗效，缩短治疗的时间。应用时要注意：每个刮法中刮痧板的倾斜度是关键，另外大多数刮法都是单向刮拭的，而非来回刮。

一、面刮法

【刮拭步骤】手持刮痧板，根据部位的需要，将刮痧板的一半长边或整个长边接触皮肤，刮痧板向刮拭方向倾斜 30°~60°（45°最常用），自上而下或从内到外均匀地向同一方向直线刮拭，不要来回刮（图 1-13）。

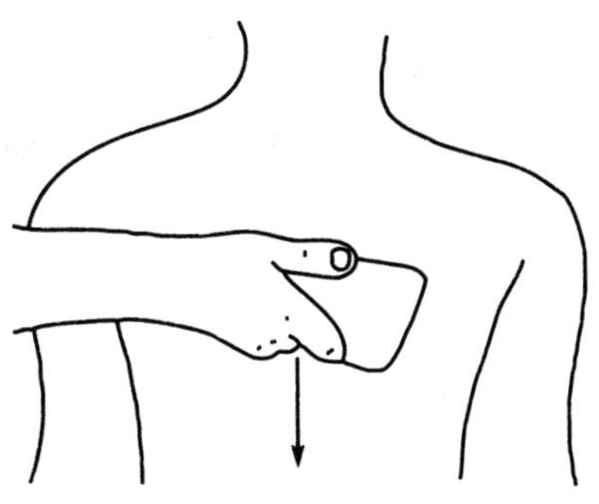

图 1-13　面刮法

【适用部位】适用于躯干、四肢、头部等人体比较平坦部位的刮拭。

二、角刮法

1. 单角刮法

【刮拭步骤】用刮痧板的一个角，朝刮拭方向倾斜 45°，在穴位处自上而下刮拭（图 1-14）。

【适用部位】适用于人体较小面积的刮拭，或体表沟、窝、凹陷处的刮拭，如肩贞、膻中、风池等穴位。

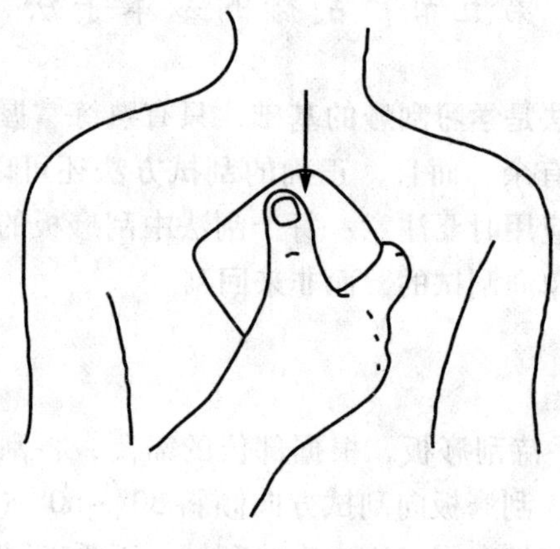

图 1-14　单角刮法

2. 双角刮法

【刮拭步骤】刮痧板凹槽处对准脊椎棘突，凹槽两侧的双角放在脊椎棘突和两侧横突之间的部位，向下倾斜 45°，自上而下刮拭（图 1-15）。

【适用部位】适用于脊椎部刮拭。

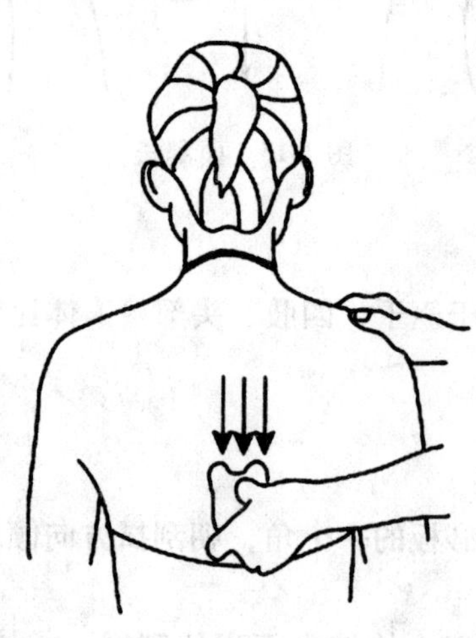

图 1-15　双角刮法

三、点按法

【刮拭步骤】 将刮痧板角部与穴位呈90°垂直，向下按压，由轻到重，逐渐加力，片刻后迅速抬起，使肌肉复原，多次重复，手法连贯（图1-16）。

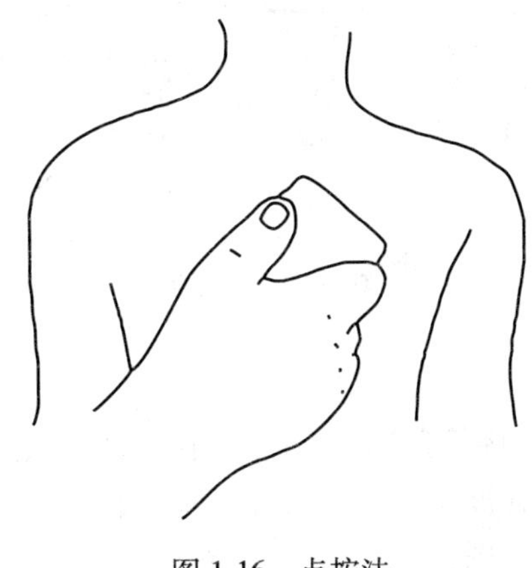

图1-16　点按法

【适用部位】 适用于人体骨骼凹陷处和无骨骼的软组织部位，如人中、膝眼等穴位。

四、拍打法

【刮拭步骤】 将五指和手掌曲成弧状拍打，弯曲的指掌与肘窝或腘窝完全接触，称为实拍；指掌弯曲弧度增大，手掌中间不接触皮肤，称为空拍。拍打之前一定要在拍打部位先涂刮痧油（也可以用刮痧板拍打）（图1-17）。

【适用部位】 适用于人体四肢，特别是肘窝和腘窝处，可治疗四肢疼痛、麻木和心肺疾病。

五、按揉法

1. 平面按揉法

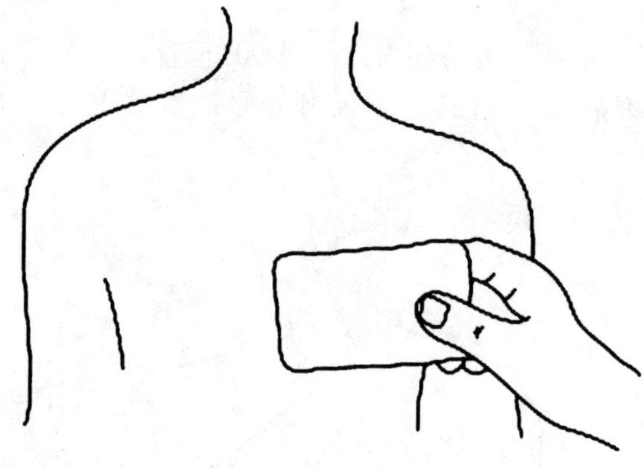

图 1-17　拍打法

【刮拭步骤】用刮痧板角部的平面以小于 20°按压在穴位上，做柔和、缓慢的旋转运动，刮痧板角部平面始终不离开接触的皮肤，按揉压力应渗透至皮下组织或肌肉（图 1-18）。

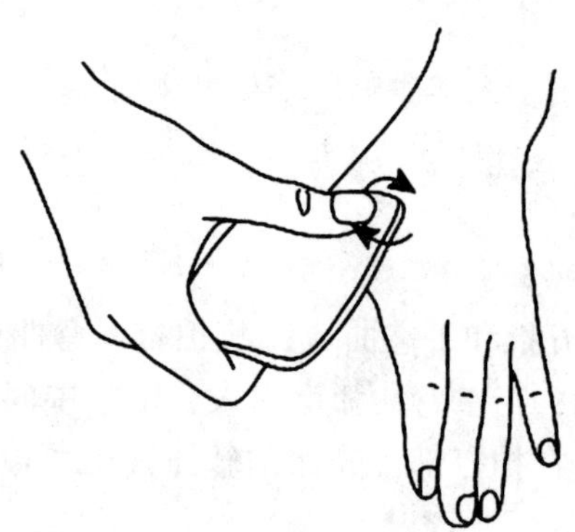

图 1-18　平面按揉法

【适用部位】适用于合谷、足三里、内关以及其他疼痛敏感点。

2. 垂直按揉法

【刮拭步骤】将刮痧板以90°按压在穴位上，做柔和、缓慢的旋转运动，刮痧板始终不离开皮肤（图1-19）。

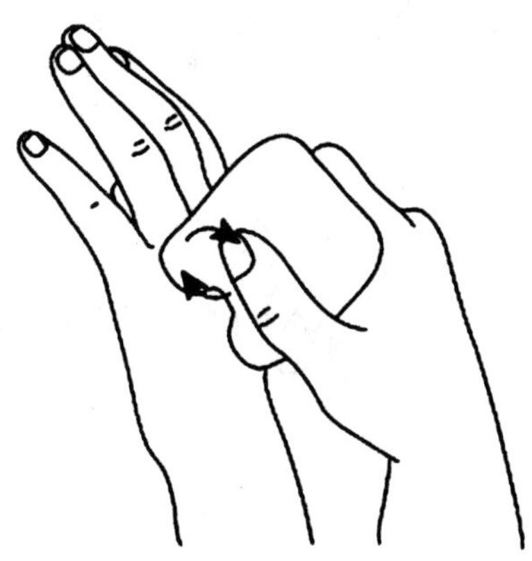

图1-19　垂直按揉法

【适用部位】适用于骨缝部的穴位。

六、厉刮法

【刮拭步骤】将刮痧板角部与穴位区呈90°垂直，刮痧板始终不离皮肤，并施以一定的压力做短距离（2～3厘米）前后刮拭或左右摩擦刮拭（图1-20）。

【适用部位】适用于头部的穴位。

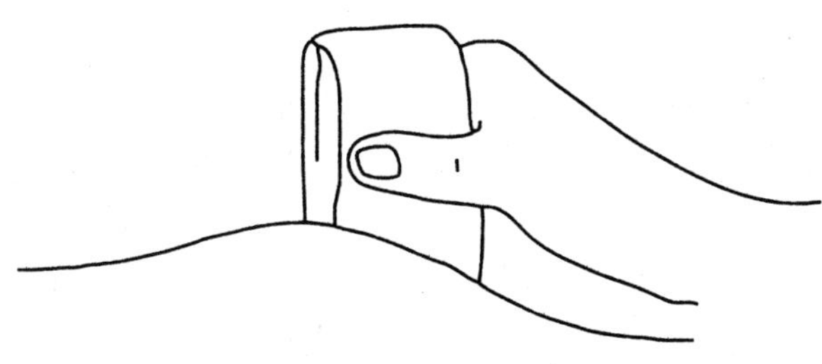

图1-20　厉刮法

七、平刮法

【刮拭步骤】操作方法与面刮法相似，只是刮痧板向刮拭方向倾斜的角度小于15°，并且向下的渗透力比较大。因为刮痧板倾斜的角度小，可以减轻刮拭时的疼痛（图1-21）。

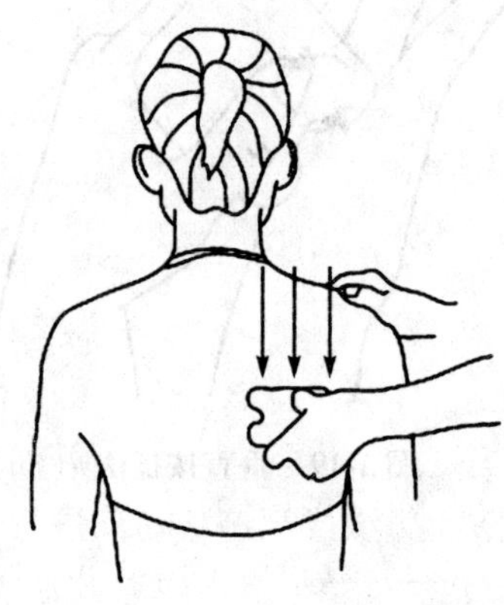

图1-21 平刮法

【适用部位】适用于身体比较敏感的部位，如面部、下腹部等。

八、推刮法

【刮拭步骤】操作方法与面刮法相似，刮痧板向刮拭方向倾斜的角度小于45°，刮拭的按压力大于面刮法和平刮法，刮拭的速度也比以上刮痧法缓慢，而且每次刮拭的长度要短（图1-22）。

【适用部位】适用于刮拭疼痛区域。

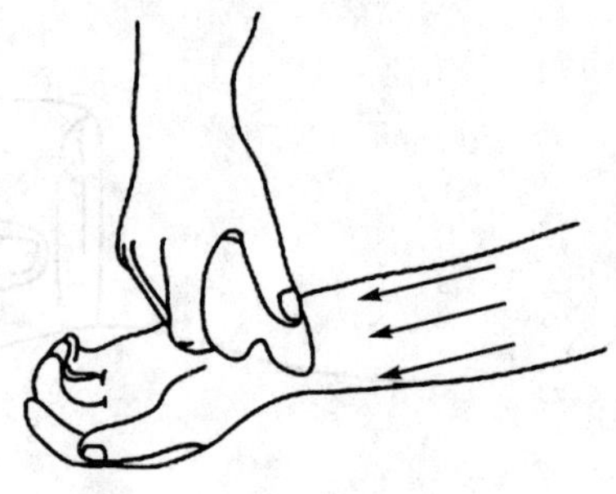

图1-22 推刮法

第六节　身体各部位的刮拭方法

在日常的刮痧保健中，要根据人体各个部位的不同生理解剖特点来选用合适的刮法和刮拭顺序、方向。在进行刮痧治疗疾病时，应同一部位的经穴刮拭完毕后，再进行另一部位经穴的刮拭。

一、头部刮痧法（面刮法、角刮法）

【刮拭功效】

（1）刮拭头部具有改善头部血液循环、疏通全身阳气的功效。

（2）经常刮拭头部可以预防和治疗脑栓塞、脑血管意外后遗症、头痛、眩晕、神经衰弱、记忆力衰退、感冒、脱发、高血压等疾病。

【刮拭要点】

（1）因头部覆盖有头发，刮痧前可不涂刮痧油。

（2）使用刮痧板的薄面边缘或刮痧板角部进行刮拭。

（3）每个部位刮 30 次左右，刮至头皮有发热感为止。

（4）给患者刮拭时，一手扶持，一手刮拭，保护患者头部的安全。

【刮拭顺序】

侧头部→前头部→后头部→全头部（图 1-23）。

（1）侧头部：从头部两侧太阳穴开始，向耳后以及向后下方刮拭，再由百会穴向头部两侧刮拭至太阳穴。经过的穴位有太阳穴、头维穴、颔厌穴、风池穴等。

（2）前头部：从百会穴开始向前刮拭至前发际为止，经过的穴位有前顶穴、通天穴、五处穴、头临泣穴等。

（2）后头部：以百会穴为起点向后刮拭至后发际为止，经过的穴位有后顶穴、脑户穴、哑门穴等。

（4）全头部：以百会为中心呈放射状的方向向全头部刮拭经过头部的所有穴位。

二、面部刮痧法（平面按揉法）

【刮拭功效】

（1）面部刮拭具有养颜、祛斑、收缩毛孔、滋润皮肤、防衰老的功效。

（2）可用于治疗眼病、鼻病、耳病、面瘫、痤疮、口腔疾病等。

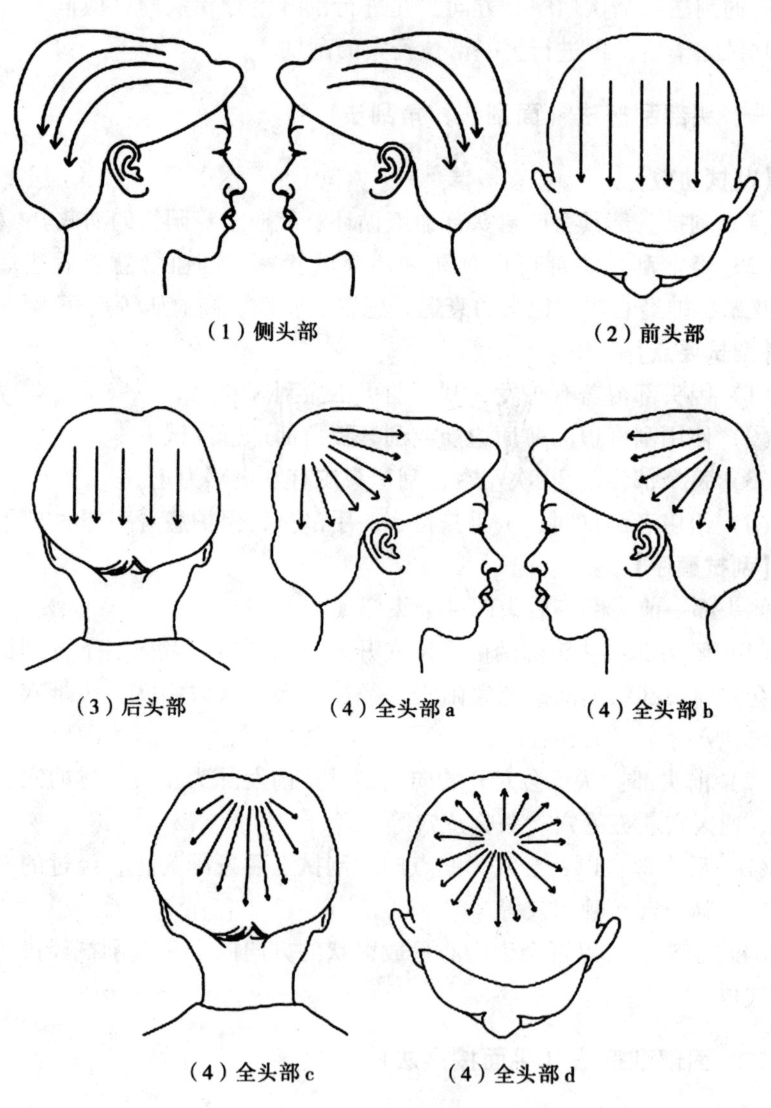

（1）侧头部　（2）前头部

（3）后头部　（4）全头部a　（4）全头部b

（4）全头部c　（4）全头部d

图 1-23　头部刮拭顺序

【刮拭要点】

（1）刮痧前涂专用美容刮痧乳，以免干刮损伤皮肤。

（2）按从上至下、从内向外的顺序，沿肌肉纹理走向刮拭。

（3）刮拭角度小于15°，刮拭速度缓慢，以免出痧。

（4）手法宜轻柔缓慢，切勿用重力大面积刮拭。

（5）保健穴位多用平面按揉法刮拭。

【刮拭顺序】

前额部→两颧部→下颌部→眼周部（图1-24）。

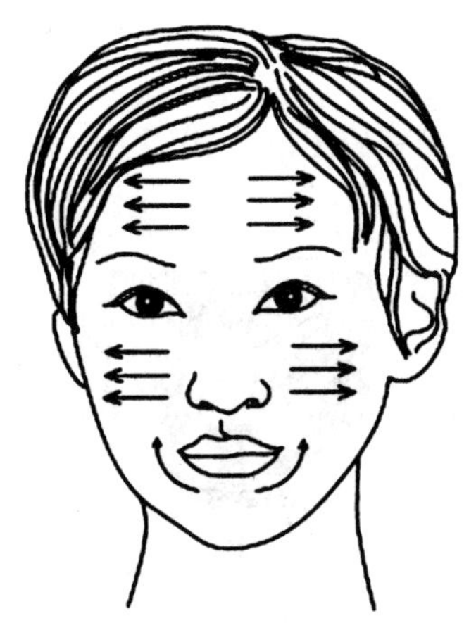

图1-24　面部刮拭顺序

（1）刮拭前额部：前额由正中线分开，两侧分别由内向外刮拭，经过的穴位有印堂穴、攒竹穴、丝竹空穴、阳白穴等。

（2）刮拭两颧部：分别在两颧部位由内向外进行刮拭，经过的穴位有承泣穴、四白穴、下关穴、听宫穴、耳门穴等。

（3）刮拭下颌部：以承浆穴为中心，分别由内向外刮拭，经过的穴位有承浆穴、地仓穴、大迎穴、颊车穴等。

（4）刮拭眼周部：顺着眼轮匝肌的方向，分别由内向外进行刮拭，经过的穴位有攒竹穴、鱼腰穴、瞳子髎穴等。

三、肩颈部刮痧法（面刮法、点按法）

【刮拭功效】

刮拭肩颈部可治疗颈、项病变如颈椎病，还可治疗脑、眼、咽喉等病症，如感冒、头痛、近视、咽炎等。

【刮拭要点】

（1）用力要轻柔，如果患者的颈椎棘突突出，也可以用刮痧板棱角点按在棘突之间进行刮拭。

（2）刮拭颈两侧到肩上时，一般应尽量拉长刮拭距离，中途不能停顿。

【刮拭顺序】

颈部正中线→颈部两侧到肩上（图 1-25）。

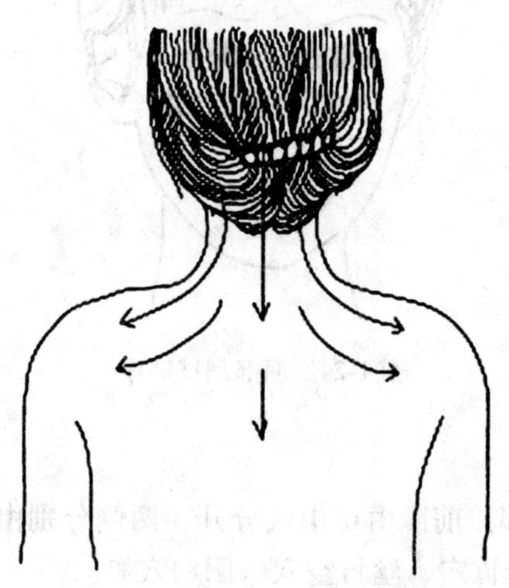

图 1-25　肩颈部刮拭顺序

（1）颈部正中线：沿颈部正中线从上向下刮拭，从哑门穴开始刮至大椎穴。

（2）颈部两侧到肩上：从颈部两侧分别向两肩方向刮拭，从风池穴开始，经过肩中俞穴、肩外俞穴、秉风穴至肩井穴。

四、背部刮痧法（面刮法）

【刮拭功效】

刮拭背部可以治疗全身五脏六腑的病症，如肺俞可治疗肺疾病，如咳嗽、支气管哮喘、肺气肿等。刮拭心俞可治疗心脏疾病，如冠心病、心律失常、心绞痛等。

【刮拭要点】

（1）从上向下分段刮拭，每段12~15厘米。体质较弱者可将背部分为上中下3部分刮完。

（2）背部正中线、腰骶部督脉部位皮下脂肪、肌肉薄弱，应用补法刮痧，刮拭时间要短。

【刮拭顺序】

背部正中线→背部两侧（图1-26）。

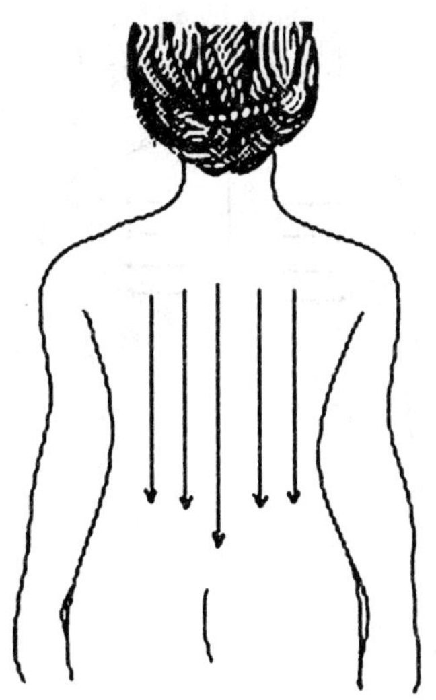

图1-26　背部刮拭顺序

刮拭方向一般为由上而下，通常先刮后背正中线的督脉，再刮两侧的膀胱经和夹脊穴。

（1）背部正中线：沿背部正中线从上向下刮拭，经过的穴位有背部督脉各穴。

（2）背部两侧：从背部沿足太阳膀胱经从上向下刮拭，经过的穴位有背部双侧足太阳膀胱经各穴。

五、胸部刮痧法（角刮法、面刮法）

【刮拭功效】

胸部刮痧可用于预防和治疗妇女乳腺小叶增生、乳腺炎、乳腺癌等，还可治疗心、肺疾病，如冠心病、心绞痛、心律不齐、慢性支气管炎、支气管哮喘、肺气肿等。

【刮拭要点】

（1）刮拭胸部正中线时，用力要均匀、轻柔，不可用力过大。

（2）刮拭胸部两侧时，乳头部禁刮。

【刮拭顺序】

胸部前正中线→胸部两侧（图1-27）。

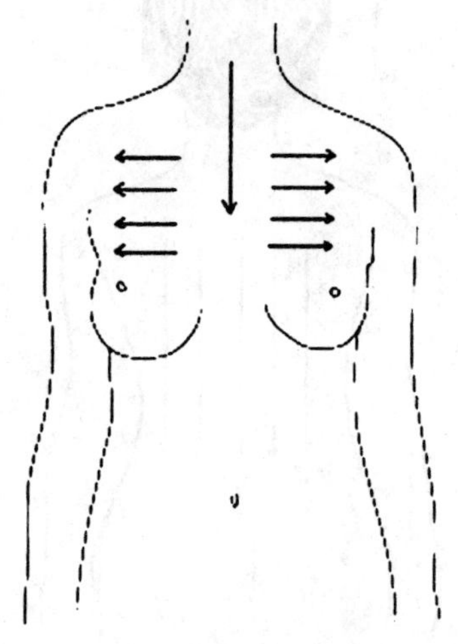

图1-27　胸部刮拭顺序

（1）胸部前正中线：沿胸部正中线，用刮痧板的角部从上向下刮拭，沿胸部任脉，从天突穴到膻中穴为止。

（2）胸部两侧：以前正中线为分界线，用刮痧板的边缘分别向左右两侧进行刮拭，经过胸部两侧所有的经络穴位。

六、腹部刮痧法（面刮法）

【刮拭功效】

刮拭腹部主治肝胆、脾胃、肾与膀胱、大肠、小肠的病变。如慢性肝炎、胆囊炎、胃与十二指肠溃疡、胃痛、呕吐、消化不良、慢性肾炎、前列腺炎、便秘、泄泻、月经不调、卵巢囊肿、更年期综合征等。

【刮拭要点】

（1）从上向下刮拭，内脏下垂者自下向上刮。饭后半小时方可进行刮痧。

（2）刮拭手法应柔和缓慢。腹痛者应确诊后再刮，内脏出血、急腹症患者禁刮腹部。

【刮拭顺序】

腹部正中线→腹部两侧（图 1-28）。

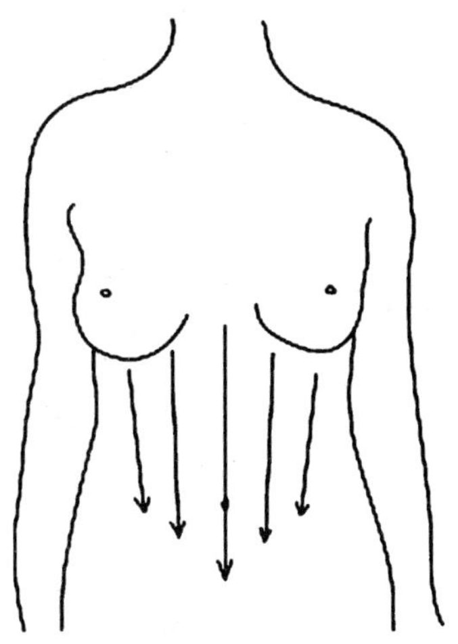

图 1-28　腹部刮拭顺序

（1）腹部正中线：从鸠尾穴至水分穴，从阴交穴至曲骨穴（腹部任脉循行部分）。

（2）腹部两侧：从幽门、不容、日月向下，经天枢、肓俞至气冲、横骨。

七、四肢刮痧法（面刮法）

【刮拭功效】

四肢刮拭可治疗全身病症，如手太阴肺经主治肺脏病症，足阳明胃经主治消化系统病症。四肢肘、膝以下穴位可治疗全身疾病。

【刮拭要点】

（1）刮拭四肢时，应尽量拉长刮拭距离。

（2）遇到关节部位时不可使用强力、蛮力重刮。

（3）四肢皮下不明原因包块、感染病灶、皮肤破溃、痣瘤等处，刮拭时应当避开。

【刮拭顺序】

上肢外侧→上肢内侧→下肢外侧→下肢内侧（图 1-29）。

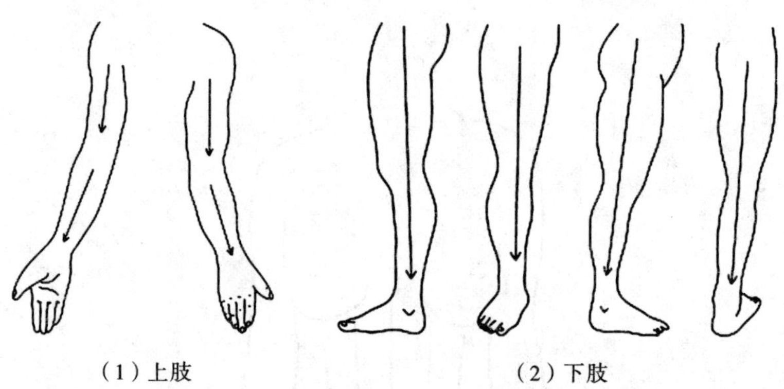

（1）上肢　　（2）下肢

图 1-29　四肢刮拭顺序

（1）上肢外侧：由手指端开始，从外侧前缘至后缘逐渐由下向上轻柔刮拭。手阳明大肠经：可重点刮拭商阳穴、曲池穴、肩髃穴；手少阳三焦经：可重点刮拭关冲穴、天井穴；手太阳小肠经：可重点刮拭少泽穴、小海穴、臑俞穴。

（2）上肢内侧：由腋窝开始，自内侧前缘至后缘逐渐由上向下轻柔刮拭。手太阴肺经：可重点刮拭中府穴、尺泽穴、少商穴；手厥阴心包经：

可重点刮拭天泉穴、曲泽穴、中冲穴；手少阴心经：可重点刮拭极泉穴、少海穴、少冲穴。

（3）下肢外侧：由髋关节部位开始，自外侧前缘至后缘逐渐由上向下刮拭。足阳明胃经：可重点刮拭髀关穴、外膝眼穴、厉兑穴；足少阳胆经：可重点刮拭环跳穴、阳陵泉穴、足窍阴穴；足太阳膀胱经：可重点刮拭至阴穴。

（4）下肢内侧：由足部开始，自内侧前缘至后缘逐渐由下向上轻柔刮拭。足太阴脾经：可重点刮拭隐白穴、阴陵泉穴、冲门穴；足厥阴肝经：可重点刮拭大敦穴、曲泉穴、急脉穴；足少阴肾经：可重点刮拭涌泉穴、阴谷穴、横骨穴。

八、膝关节刮痧法（角刮法、点按法）

【刮拭功效】

膝关节刮痧可治疗膝关节疾病，如风湿性关节炎、增生性膝关节炎、膝关节韧带、肌腱劳损、髌骨软化等。另外刮拭膝关节对腰背部疾病、胃肠疾病有一定的疗效。

【刮拭要点】

（1）刮痧时宜使用刮板棱角进行刮拭或点按，以便掌握刮痧的正确部位、方向，而不致受伤。

（2）刮拭动作要轻柔，用力要均匀，以出现轻微痧痕或有发热感为度。

【刮拭顺序】

膝眼→膝关节内侧→膝关节外侧→膝关节前侧→膝关节后侧（图 1-30）。

（1）膝眼：用刮板的棱角点按，经过的穴位有双侧外膝眼穴。

（2）膝关节内侧：从上向下进行刮拭，经过的穴位有血海穴、曲泉穴、阴陵泉穴等。

（3）膝关节外侧：从上向下进行刮拭，经过的穴位有膝阳关穴、阳陵泉穴等。

（4）膝关节前侧：从上向下进行刮拭，膝关节以上部分从伏兔穴，经阴市穴至梁丘穴；膝关节以下部分从外膝眼穴至足三里穴。

（5）膝关节后侧：从上向下进行刮拭，经过的穴位有殷门穴、委中穴、委阳穴等。

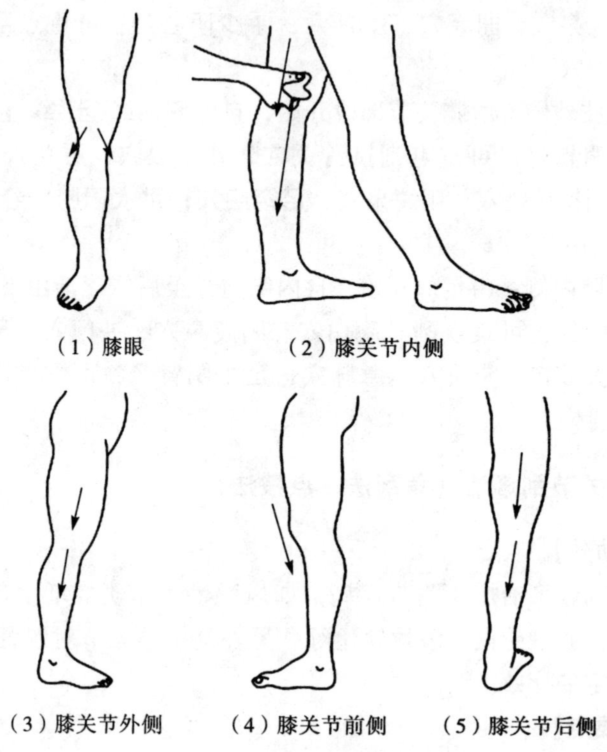

图 1-30 膝关节刮拭顺序

第七节 刮拭十二经穴测健康

《灵枢·邪客》篇指出："肺心有邪，其气留于两肘；肝有邪，其气留于两腋；脾有邪，其气留于两髀；肾有邪，其气留于两腘。凡此八虚者，皆机关之室，真气之所过，血络之所游。"所以人体经络穴位可以反映病候。痧象和阳性反应是通过刮痧这种治疗手段，身体传递给我们的健康与疾病的信息语言。学会辨识这些信息语言，可以让我们更好地运用刮痧来监测各脏腑器官的变化，及时帮助诊断疾病。

一、手太阴肺经

手太阴肺经经穴起于中府，止于少商，左右各有 11 个穴位，2 穴分布在前胸部的外上方，9 穴分布在上肢掌面桡侧，手掌及拇指的桡侧（表1-1）。

表 1-1　手太阴肺经

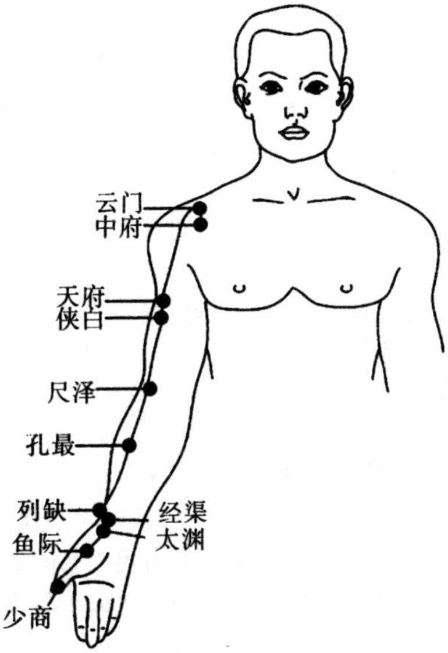

手太阴肺经	痧　象	健康程度
云门 中府 天府 侠白 尺泽 孔最 列缺 鱼际 少商 经渠 太渊	无不适感觉，没有痧斑，或有少量鲜红色、均匀的痧点	提示经脉、脏腑功能良好，为健康状态
	出现较密集、直径 1 厘米内的红色、紫红色痧象	是肺经气血淤滞、缺氧的早期表现，常见于没有症状的肺脏亚健康状态
	只有轻微疼痛，没有或有轻度痧斑	提示肺为气血不足的亚健康状态，程度较轻
	出现较密集的多个青紫色、直径大于 1 厘米的痧斑或包块样痧斑	提示肺出现有症状的亚健康状态，劳累时常会感到气短、易感冒、咽喉不适以及出现头面部症状
	出现暗红色、紫红色中度以上的痧斑，刮拭时伴有疼痛的感觉	提示处于严重的亚健康状态或正在患病时期，要警惕肺的病理改变，应去医院做进一步检查
	无痧出现，只在俞穴部位发现明显的结节，疼痛性质为刺痛	提示脏腑亚健康或病理改变，应警惕该脏腑的病变，及时去医院做系统检查
	痧象多而密集，颜色晦暗、无光泽	提示机体正气不足，或有陈旧性的疾病

本经腧穴主治喉、胸、肺部疾病，及经脉循行部位的其他病症。

二、手阳明大肠经

手阳明大肠经经穴起于商阳，止于迎香，左右各有 20 个穴位，3 穴分布在肩颈部，15 穴分布在上肢背面桡侧，2 穴分布在面部（表 1-2）。本经腧穴主治头面、五官、咽喉病，热病及经脉循行部位的其他病症。

表 1-2　手阳明大肠经

手阳明大肠经	痧　　象	健康程度
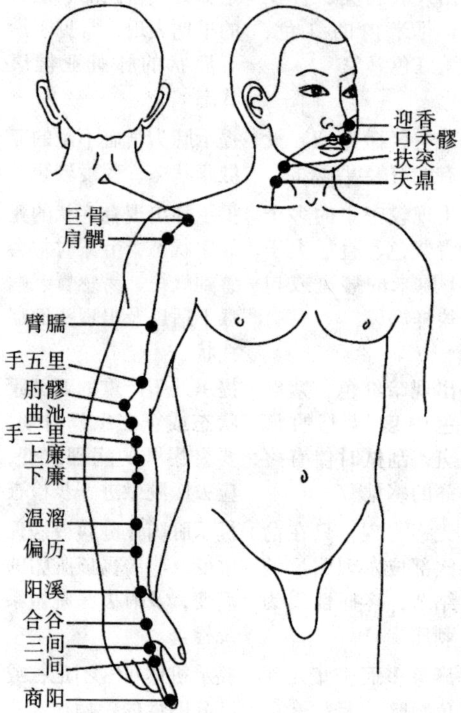	无不适感觉，没有痧斑，或有少量鲜红色、均匀的痧点	提示经脉、脏腑功能良好，为健康状态
	出现较密集、直径1厘米内的红色、紫红色痧象	是经脉气血淤滞、缺氧的早期表现，常见于无症状的亚健康状态
	只有轻微疼痛，没有或有轻度痧斑	提示大肠为气血不足的亚健康状态，程度较轻
	出现较密集的多个青紫色、直径大于1厘米的痧斑或包块样痧斑	提示大肠处于亚健康状态，劳累时常有腹胀、腹泻、便秘等症状
	出现暗红色、紫红色中度以上的痧斑，刮拭时伴有疼痛的感觉	提示处于严重的亚健康状态或正在患病期。要警惕大肠的病理改变，应去医院进一步检查
	无痧出现，只在俞穴部位发现明显的结节，疼痛性质为刺痛	提示脏腑亚健康或病理改变，应警惕该脏腑的病变，及时去医院做系统检查
	痧象多而密集，颜色晦暗、无光泽	提示机体正气不足，或有陈旧性疾病

三、手少阴心经

手少阴心经经穴起于极泉，止于少冲，左右各有9个穴位，1穴分布在腋窝，8穴分布在上肢手掌侧面的尺侧（表1-3）。本经腧穴主治心、胸、神志病以及本经脉循行部位的其他病症。

表 1-3　手少阴心经

手少阴心经	痧　象	健康程度
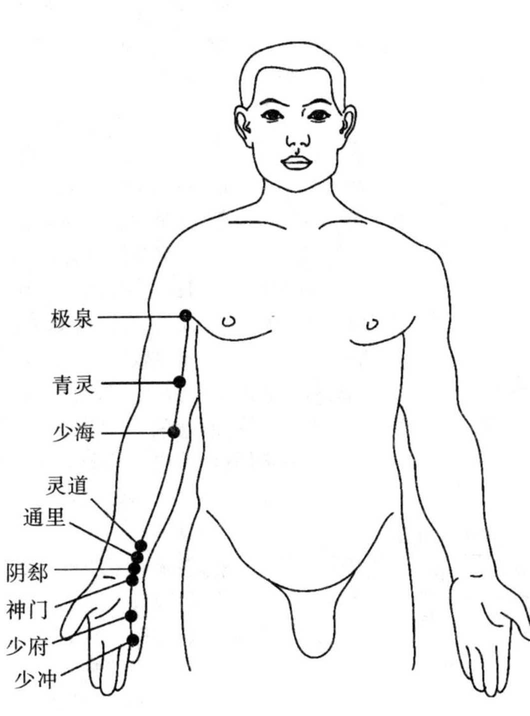	无不适感觉，没有痧斑，或有少量鲜红色、均匀的痧点	提示经脉、脏腑功能良好，为健康状态
	出现较密集、直径 1 厘米内的红色、紫红色痧象	是心经气血淤滞、缺氧的早期表现，常见于没有症状的心脏亚健康状态
	只有轻微疼痛，没有或有轻度痧斑	提示心脏为气血不足的亚健康状态，程度较轻
	出现较密集的多个青紫色、直径大于 1 厘米的痧斑或包块样痧斑	提示心脏出现有症状的亚健康状态，劳累时常会感到气短、心悸、胸闷、喜叹息、头晕等
	出现暗红色、紫红色中度以上的痧斑，刮拭时伴有疼痛的感觉	提示处于严重的亚健康状态或正在患病时期，要警惕心脏的病理改变，应去医院进一步检查
	无痧出现，只在俞穴部位发现明显的结节，疼痛性质为刺痛	提示脏腑亚健康或病理改变，应警惕该脏腑的病变，及时去医院做系统检查
	痧象多而密集，颜色晦暗、无光泽	提示机体正气不足，或有陈旧性的疾病

四、手太阳小肠经

手太阳小肠经经穴起于少泽，止于听宫，左右各有19个穴位，4穴分布在头颈部，7穴分布在肩背部，8穴分布在上肢外侧面的后缘（表1-4）。本经腧穴主治头、项、耳、目、咽喉病，热病，神经病以及本经脉循行部位的其他病症。

表1-4　手太阳小肠经

手太阳小肠经	痧　　象	健康程度
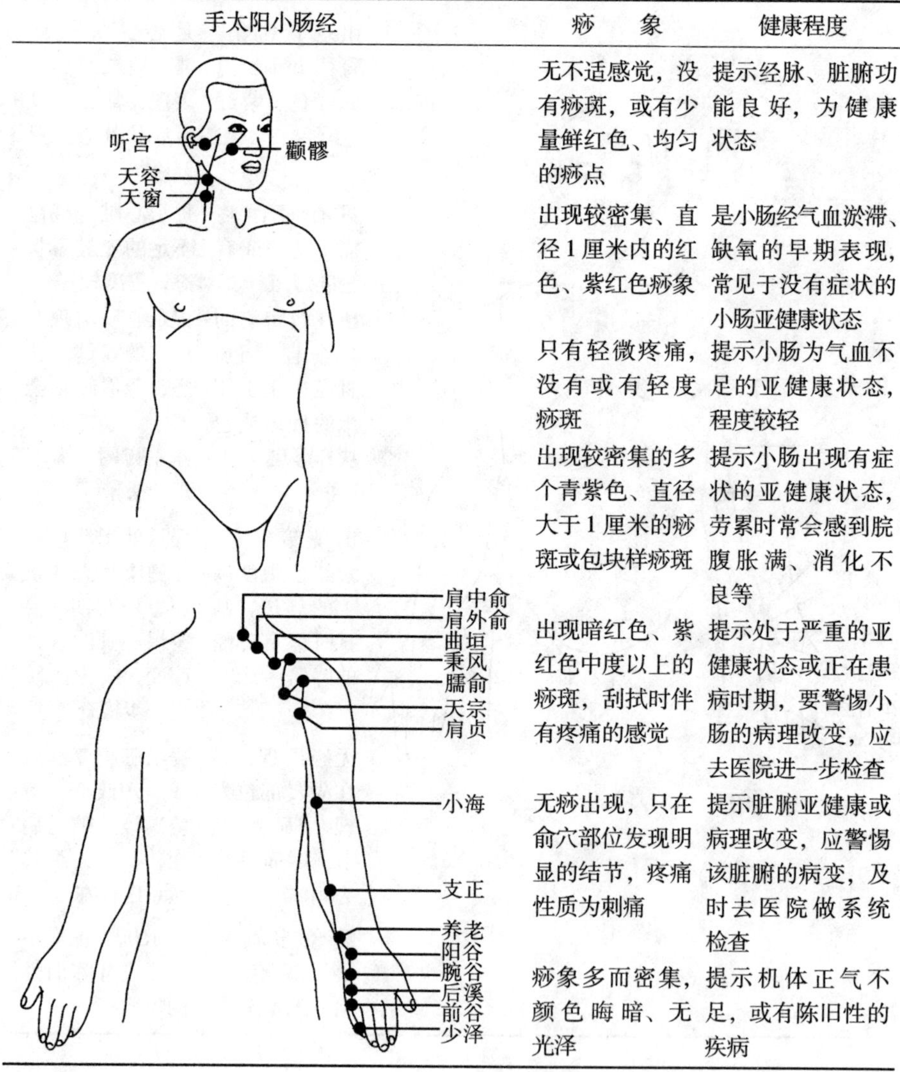	无不适感觉，没有痧斑，或有少量鲜红色、均匀的痧点	提示经脉、脏腑功能良好，为健康状态
	出现较密集、直径1厘米内的红色、紫红色痧象	是小肠经气血淤滞、缺氧的早期表现，常见于没有症状的小肠亚健康状态
	只有轻微疼痛，没有或有轻度痧斑	提示小肠为气血不足的亚健康状态，程度较轻
	出现较密集的多个青紫色、直径大于1厘米的痧斑或包块样痧斑	提示小肠出现有症状的亚健康状态，劳累时常会感到脘腹胀满、消化不良等
	出现暗红色、紫红色中度以上的痧斑，刮拭时伴有疼痛的感觉	提示处于严重的亚健康状态或正在患病时期，要警惕小肠的病理改变，应去医院进一步检查
	无痧出现，只在俞穴部位发现明显的结节，疼痛性质为刺痛	提示脏腑亚健康或病理改变，应警惕该脏腑的病变，及时去医院做系统检查
	痧象多而密集，颜色晦暗、无光泽	提示机体正气不足，或有陈旧性的疾病

五、手厥阴心包经

手厥阴心包经经穴起于天池，止于中冲，左右各有 9 个穴位，1 穴分布在前胸乳旁，8 穴分布在上肢掌侧中间，中指末端（表 1-5）。本经腧穴主治心、胸、胃、神志病以及本经脉循行部位的其他病症。

表 1-5　手厥阴心包经

手厥阴心包经	痧　象	健康程度
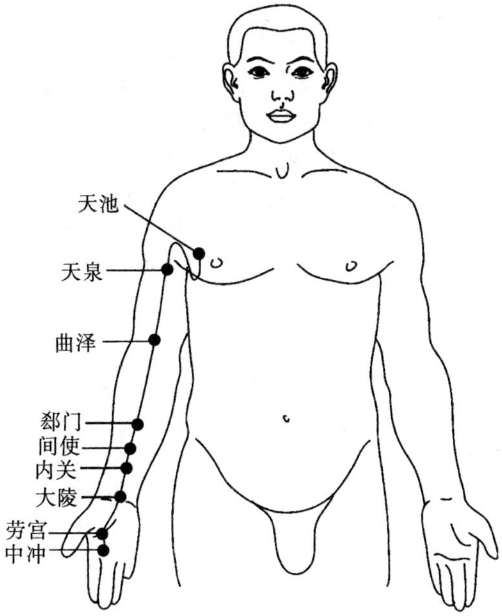 天池 天泉 曲泽 郄门 间使 内关 大陵 劳宫 中冲	无不适感觉，没有痧斑，或有少量鲜红色、均匀的痧点	提示经脉、脏腑功能良好，为健康状态
	出现较密集、直径 1 厘米内的红色、紫红色痧象	是心包经气血淤滞、缺氧的早期表现，常见于没有症状的心包亚健康状态
	只有轻微疼痛，没有或有轻度痧斑	提示心包为气血不足的亚健康状态，程度较轻
	出现较密集的多个青紫色、直径大于 1 厘米的痧斑或包块样痧斑	提示心包出现有症状的亚健康状态，劳累时常会感到气短、心慌、头晕、乏力等
	出现暗红色、紫红色中度以上的痧斑，刮拭时伴有疼痛的感觉	提示处于严重的亚健康状态或正在患病时期，要警惕心脏的病理改变，应去医院进一步检查
	无痧出现，只在俞穴部位发现明显的结节，疼痛性质为刺痛	提示脏腑亚健康或病理改变，应警惕该脏腑的病变，及时去医院做系统检查
	痧象多而密集，颜色晦暗、无光泽	提示机体正气不足，或有陈旧性的疾病

六、手少阳三焦经

手少阳三焦经经穴起于关冲，止于丝竹空，左右各有23个穴位，10穴分布在颈部、侧头部，13穴分布在上肢背面（表1-6）。本经腧穴主治胸胁部、头、耳、目、咽喉病，热病以及本经脉循行部位的其他病症。

表1-6 手少阳三焦经

手少阳三焦经	痧象	健康程度
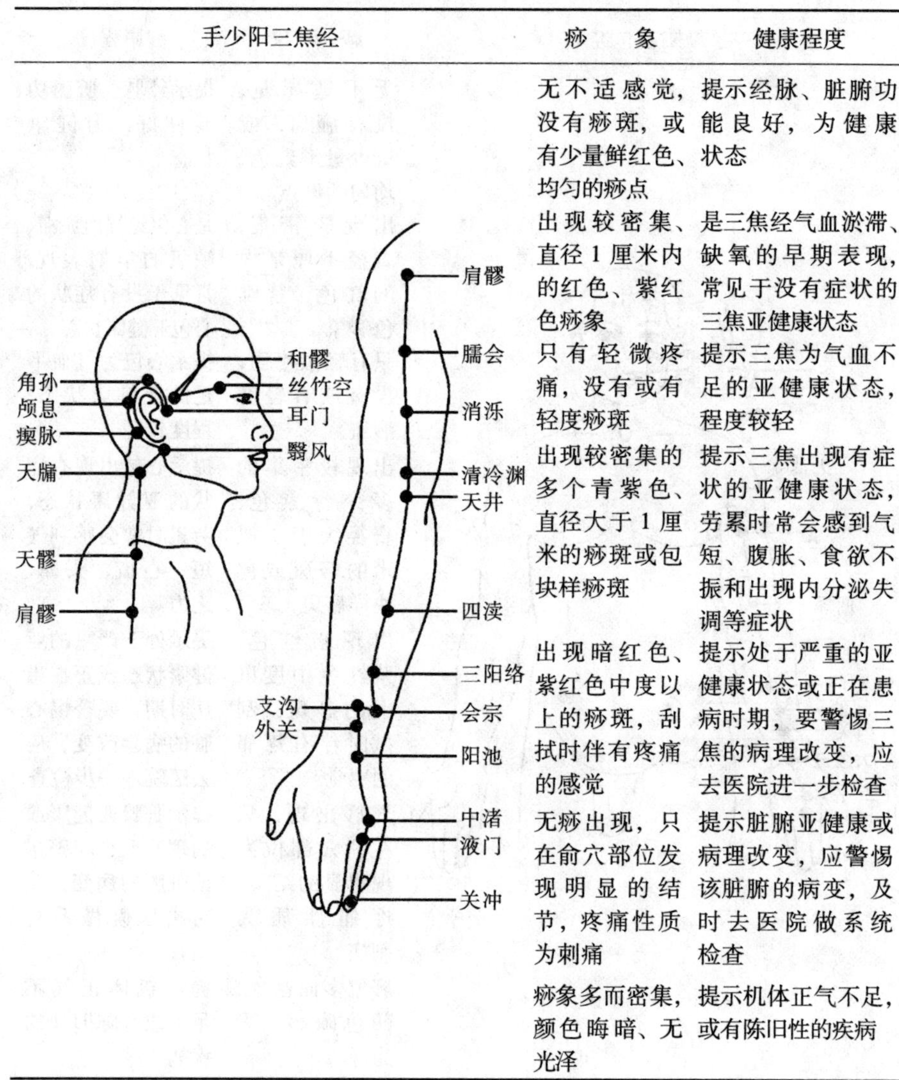	无不适感觉，没有痧斑，或有少量鲜红色、均匀的痧点	提示经脉、脏腑功能良好，为健康状态
	出现较密集、直径1厘米内的红色、紫红色痧象	是三焦经气血淤滞、缺氧的早期表现，常见于没有症状的三焦亚健康状态
	只有轻微疼痛，没有或有轻度痧斑	提示三焦为气血不足的亚健康状态，程度较轻
	出现较密集的多个青紫色、直径大于1厘米的痧斑或包块样痧斑	提示三焦出现有症状的亚健康状态，劳累时常会感到气短、腹胀、食欲不振和出现内分泌失调等症状
	出现暗红色、紫红色中度以上的痧斑，刮拭时伴有疼痛的感觉	提示处于严重的亚健康状态或正在患病时期，要警惕三焦的病理改变，应去医院进一步检查
	无痧出现，只在俞穴部位发现明显的结节，疼痛性质为刺痛	提示脏腑亚健康或病理改变，应警惕该脏腑的病变，及时去医院做系统检查
	痧象多而密集，颜色晦暗、无光泽	提示机体正气不足，或有陈旧性的疾病

七、足阳明胃经

足阳明胃经经穴起于承泣，止于厉兑，左右各有45个穴位，3穴分布在颈肩部，15穴分布在下肢前外侧面，其余穴分布在腹部、胸部和头面部（表1-7）。本经腧穴主治胃肠病，头面、目、鼻、口、牙痛、神志病及经脉循行部位的其他病症。

表1-7 足阳明胃经

足阳明胃经	痧象	健康程度
	无不适感觉，没有痧斑，或有少量鲜红色、均匀的痧点	提示经脉、脏腑功能良好，为健康状态
	出现较密集、直径1厘米内的红色、紫红色痧象	是胃经气血淤滞、缺氧的早期表现，常见于没有症状的胃脏亚健康状态
	只有轻微疼痛，没有或有轻度痧斑	提示胃脏为气血不足的亚健康状态，程度较轻
	出现较密集的多个青紫色、直径大于1厘米的痧斑或包块样痧斑	提示胃脏出现有症状的亚健康状态，劳累时常有食欲减退、胃脘痛、腹胀等症状
	出现暗红色、紫红色中度以上的痧斑，刮拭时伴有疼痛的感觉	提示处于严重的亚健康状态或正在患病时期，要警惕胃脏的病理改变，应去医院进一步检查
	无痧出现，只在俞穴部位发现明显的结节，疼痛性质为刺痛	提示脏腑亚健康或病理改变，应警惕该脏腑的病变，及时去医院做系统检查
	痧象多而密集，颜色晦暗、无光泽	提示机体正气不足，或有陈旧性的疾病

八、足太阴脾经

足太阴脾经经穴起于隐白，止于大包，左右各有21个穴位，11穴分布在下肢内侧面，10穴分布在腹部，侧胸部（表1-8）。本经腧穴主治脾胃病、妇科病、前阴病及本经脉循行部位的其他病症。

表1-8 足太阴脾经

足太阴脾经	痧象	健康程度
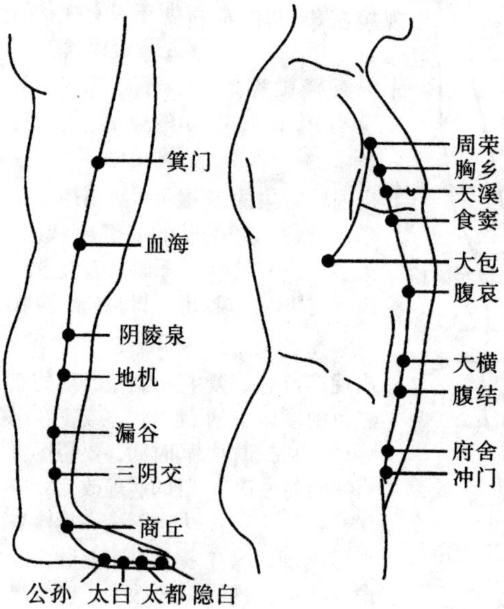 箕门 血海 阴陵泉 地机 漏谷 三阴交 商丘 公孙 太白 太都 隐白 周荣 胸乡 天溪 食窦 大包 腹哀 大横 腹结 府舍 冲门	无不适感觉，没有痧斑，或有少量鲜红色、均匀的痧点	提示经脉、脏腑功能良好，为健康状态
	出现较密集、直径1厘米内的红色、紫红色痧象	是脾经气血淤滞、缺氧的早期表现，常见于没有症状的脾脏亚健康状态
	只有轻微疼痛，没有或有轻度痧斑	提示脾脏为气血不足的亚健康状态，程度较轻
	出现较密集的多个青紫色、直径大于1厘米的痧斑或包块样痧斑	提示脾脏出现有症状的亚健康状态，劳累时常有腹胀、腹泻、便秘以及与脾功能相关的症状
	出现暗红色、紫红色中度以上的痧斑，刮拭时伴有疼痛的感觉	提示处于严重的亚健康状态或正在患病时期，要警惕脾脏的病理改变，应去医院进一步检查
	无痧出现，只在俞穴部位发现明显的结节，疼痛性质为刺痛	提示脏腑亚健康或病理改变，应警惕该脏腑的病变，及时去医院做系统检查
	痧象多而密集，颜色晦暗、无光泽	提示机体正气不足，或有陈旧性的疾病

九、足太阳膀胱经

足太阳膀胱经经穴起于睛明，止于至阴，左右各有 67 个穴位，18 穴分布在下肢后面的正中线和足的外侧部，49 穴分布在头面部、颈部、背腰部（表 1-9）。本经腧穴主治头、项、目、背、腰、下肢部病症以及神志病，背部第一侧线的背俞穴及第二侧线相平的腧穴，主治与其相关的脏腑病症和有关的组织器官病症。

表 1-9 足太阳膀胱经

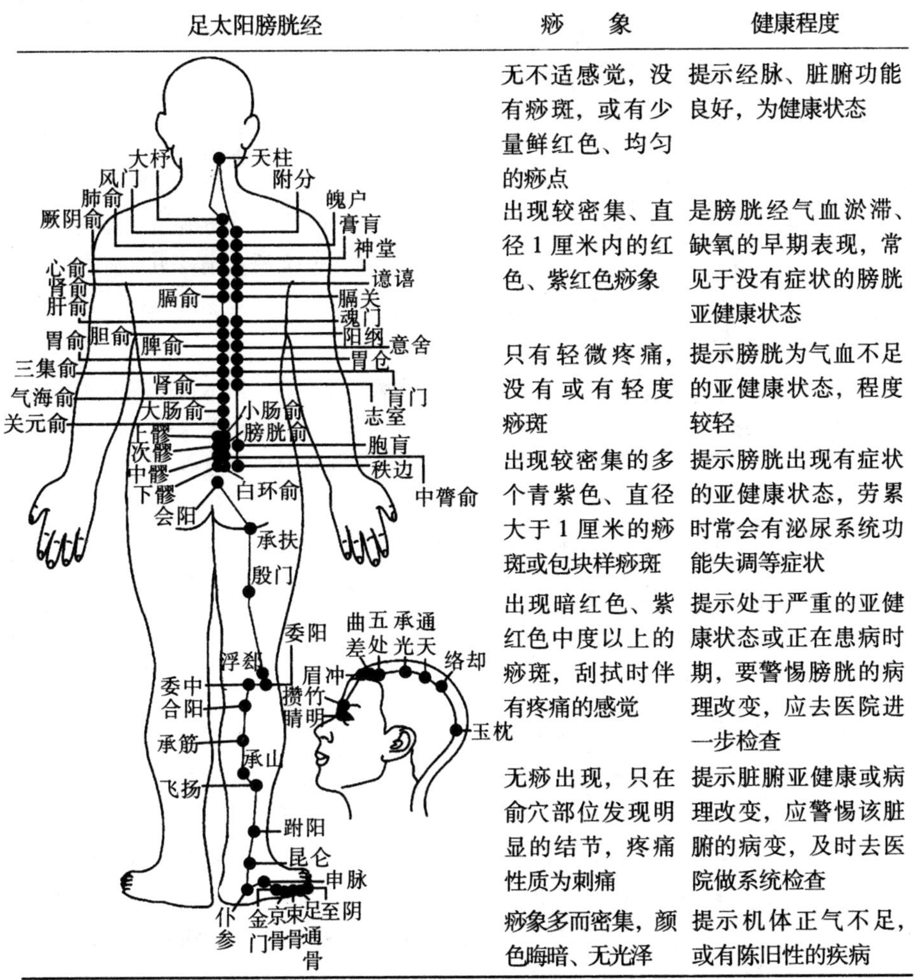

足太阳膀胱经	痧象	健康程度
	无不适感觉，没有痧斑，或有少量鲜红色、均匀的痧点	提示经脉、脏腑功能良好，为健康状态
	出现较密集、直径 1 厘米内的红色、紫红色痧象	是膀胱经气血淤滞、缺氧的早期表现，常见于没有症状的膀胱亚健康状态
	只有轻微疼痛，没有或有轻度痧斑	提示膀胱为气血不足的亚健康状态，程度较轻
	出现较密集的多个青紫色、直径大于 1 厘米的痧斑或包块样痧斑	提示膀胱出现有症状的亚健康状态，劳累时常会有泌尿系统功能失调等症状
	出现暗红色、紫红色中度以上的痧斑，刮拭时伴有疼痛的感觉	提示处于严重的亚健康状态或正在患病时期，要警惕膀胱的病理改变，应去医院进一步检查
	无痧出现，只在俞穴部位发现明显的结节，疼痛性质为刺痛	提示脏腑亚健康或病理改变，应警惕该脏腑的病变，及时去医院做系统检查
	痧象多而密集，颜色晦暗、无光泽	提示机体正气不足，或有陈旧性的疾病

十、足少阴肾经

足少阴肾经经穴起于涌泉，止于俞府，左右各有 27 个穴位，10 穴分布在足、下肢内侧后缘，17 穴分布在胸腹部（表 1-10）。本经腧穴主治妇科病，前阴病，肾、肺、咽喉病及本经脉循行部位的其他病症。

表 1-10　足少阴肾经

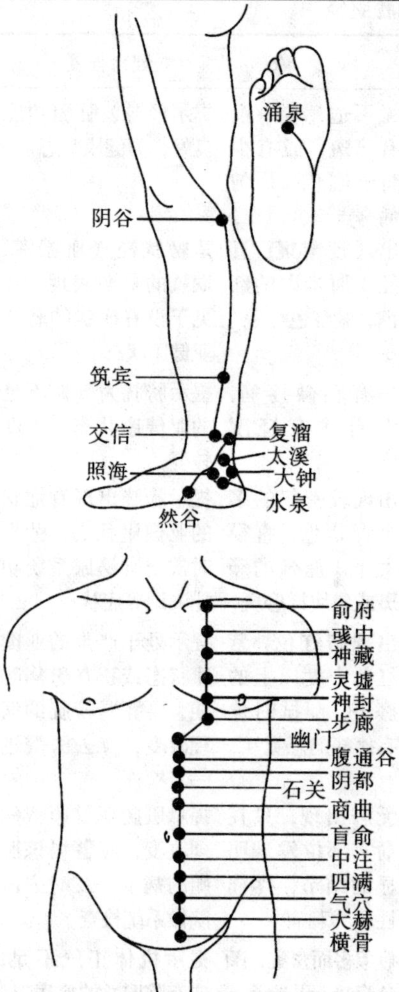

足少阴肾经	痧　　象	健康程度
涌泉 阴谷 筑宾 交信 复溜 太溪 照海 大钟 水泉 然谷 俞府 彧中 神藏 灵墟 神封 步廊 幽门 腹通谷 阴都 石关 商曲 肓俞 中注 四满 气穴 大赫 横骨	无不适感觉，没有痧斑，或有少量鲜红色、均匀的痧点	提示经脉、脏腑功能良好，为健康状态
	出现较密集、直径 1 厘米内的红色、紫红色痧象	是肾经气血淤滞、缺氧的早期表现，常见于没有症状的肾亚健康状态
	只有轻微疼痛，没有或有轻度痧斑	提示肾为气血不足的亚健康状态，程度较轻
	出现较密集的多个青紫色、直径大于 1 厘米的痧斑或包块样痧斑	提示肾出现有症状的亚健康状态，劳累时常有腰酸、腰痛、精力减退等症状
	出现暗红色、紫红色中度以上的痧斑，刮拭时伴有疼痛	提示处于严重的亚健康状态或正在患病时期，要警惕肾的病理改变，应去医院进一步检查
	无痧出现，只在俞穴部位发现明显的结节，疼痛性质为刺痛	提示脏腑亚健康或病理改变，应警惕该脏腑的病变，及时去医院做系统检查
	痧象多而密集，颜色晦暗、无光泽	提示机体正气不足，或有陈旧性的疾病

十一、足少阳胆经

足少阳胆经经穴起于瞳子髎，止于足窍阴，左右各有 44 个穴位，3 穴分布在胸胁部，6 穴分布在背侧腰部，15 穴分布在下肢外侧面，20 穴分布在头面部，29 穴分布在臀、侧胸、侧头部（表 1-11）。本经腧穴主治侧头、目、耳、咽喉病，神志病，热病以及本经脉循行部位的其他病症。

表 1-11　足少阳胆经

足少阳胆经	痧　　象	健康程度
肩井 渊液 辄筋 日月 带脉 京门 居髎 五枢 维道 环跳 风市 中渎 膝阳关 阳陵泉 阳交 外丘 光明 阳辅 悬钟 丘墟 足临泣 地五会 侠溪 足窍阴 目窗 本神 头临泣 阳白 正营 承灵 率谷 天冲 浮白 头窍阴 脑空 完骨 风池 颔厌 悬颅 悬厘 瞳子髎 曲鬓 上关 听会	无不适感觉，没有痧斑，或有少量鲜红色、均匀的痧点	提示经脉、脏腑功能良好，为健康状态
	出现较密集、直径 1 厘米内的红色、紫红色痧象	是胆经气血淤滞、缺氧的早期表现，常见于没有症状的胆亚健康状态
	只有轻微疼痛，没有或有轻度痧斑	提示胆为气血不足的亚健康状态，程度较轻
	出现较密集的多个青紫色、直径大于 1 厘米的痧斑或包块样痧斑	提示胆出现有症状的亚健康状态，劳累时常有胸胁胀痛、失眠多梦等症状
	出现暗红色、紫红色中度以上的痧斑，刮拭时伴有疼痛的感觉	提示处于严重的亚健康状态或正在患病时期，要警惕胆的病理改变，应去医院进一步检查
	无痧出现，只在俞穴部位发现明显的结节，疼痛性质为刺痛	提示脏腑亚健康或病理改变，应警惕该脏腑的病变，及时去医院做系统检查
	痧象多而密集，颜色晦暗、无光泽	提示机体正气不足，或有陈旧性的疾病

十二、足厥阴肝经

足厥阴肝经经穴起于大敦，止于期门，左右侧各有 14 个穴位，2 穴分布在胸胁部，12 穴分布在下肢内侧面中间（表 1-12）。本经腧穴主治肝病、妇科病、前阴病以及本经脉循行部位的其他病症。

表 1-12　足厥阴肝经

足厥阴肝经	痧　象	健康程度
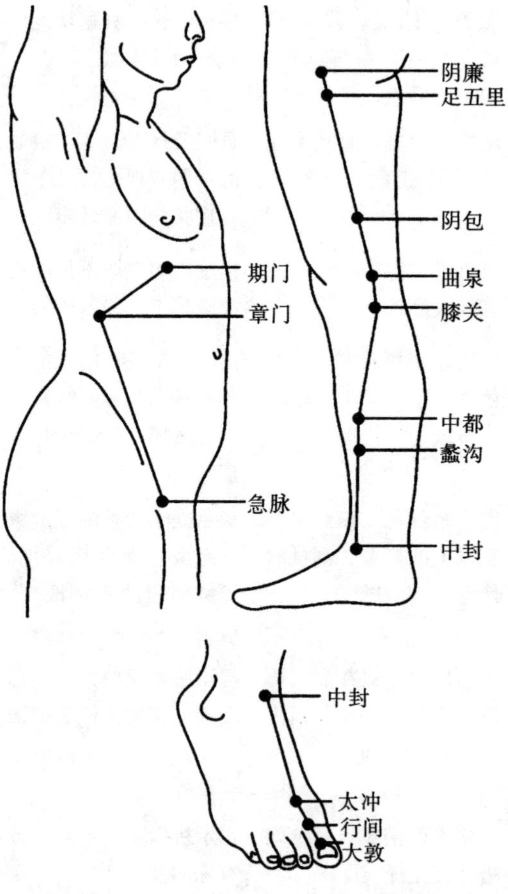 期门 章门 急脉 阴廉 足五里 阴包 曲泉 膝关 中都 蠡沟 中封 中封 太冲 行间 大敦	无不适感觉，没有痧斑，或有少量鲜红色、均匀的痧点	提示经脉、脏腑功能良好，为健康状态
	出现较密集、直径 1 厘米内的红色、紫红色痧象	是肝经气血淤滞、缺氧的早期表现，常见于没有症状的肝脏亚健康状态
	只有轻微疼痛，没有或有轻度痧斑	提示肝脏为气血不足的亚健康状态，程度较轻
	出现较密集的多个青紫色、直径大于 1 厘米的痧斑或包块样痧斑	提示肝脏出现有症状的亚健康状态，劳累时常有胸胁胀痛、急躁易怒等症状
	出现暗红色、紫红色中度以上的痧斑，刮拭时伴有疼痛的感觉	提示处于严重的亚健康状态或正在患病时期，要警惕肝脏的病理改变，应去医院进一步检查
	无痧出现，只在俞穴部位发现明显的结节，疼痛性质为刺痛	提示脏腑亚健康或病理改变，应警惕该脏腑的病变，及时去医院做系统检查
	痧象多而密集，颜色晦暗、无光泽	提示机体正气不足，或有陈旧性的疾病

第八节 刮痧的补泻手法

中医认为“百病之生，皆有虚实”，中医治疗就是通过“实则泻之，虚则补之”来调整虚实，以达到正气充足，阴阳平衡。刮痧的手法有补法、泻法和平补平泻法。刮痧的补泻手法是通过刮拭的速度和按压力的大小来决定的。

一、补法

补法是指能激发人体的正气，使衰退的功能恢复旺盛的方法。补法操作时按压力度小，速度较慢，刺激时间较长。临床主要适用于年老体弱、久病重病和体形瘦弱之虚证患者。

二、泻法

泻法是指能疏泄病邪，抑制功能亢进的方法。泻法操作时按压力度大，速度较快，刺激时间较短。临床主要适用于年轻力壮、新病急病和体形壮实的患者。

三、平补平泻法

平补平泻法也称平刮法，介于补法和泻法之间。常用于日常保健和虚、实两证兼具患者的治疗，应用时应根据患者的病情和体质灵活选择。该法有三种刮拭手法：

1. 按压力度大，速度较慢。
2. 按压力度小，速度较快。
3. 按压力度中等，速度适中。

另外，痧痕点个数少者为补法，痧痕点个数多者为泻法。刮拭的方向顺经脉运行方向者为补法，刮拭的方向逆经脉运行方向者为泻法。刮痧后加温灸者为补法。刮痧后加拔罐者为泻法。

刮痧本身就是宣泄疗法——使毛孔开启，泄出痧毒。所以无论用何种手法，本质上都是在宣泄病气、排毒化瘀，是在起着泻的作用。但在刮痧过程中，经脉得到了疏通，细胞补充了氧和营养物质，又有明显的补益效果。所以刮痧的作用特点是以宣泄的方式实现补益的效果，即“以泻为补”，“以通为补”。

正因为刮痧是一种宣泄疗法，无论应用哪种手法，如大面积、长时间刮拭，毛孔开泄，出痧过多，也会宣泄过度，正气消耗过多，不利于机体健康。所以刮痧疗法对刮拭时间、部位有严格的要求，每次刮拭的部位不可过多，时间不可过长。

第九节　刮痧的要领和技巧

日常刮痧掌握以下操作要领将会起到事半功倍的功效。

一、刮拭角度

一般刮痧板与刮拭方向皮肤间的夹角应小于45°，在疼痛敏感的部位，最好小于15°。

二、按压力

刮拭过程中要始终保持一定按压力，这样才能将刮拭的作用力传导至深层组织；若只在皮肤表面摩擦，不但没有治疗效果，还会形成表皮水肿。根据具体体质、病情和局部解剖结构（骨骼凸起部位、皮下脂肪少的部位、大血管所在处，按压力应适当减轻）区分按压力的大小。

三、刮拭速度

刮拭时要匀速、用力均匀。刮拭速度过快，用力不均匀，均会使疼痛感加重。

四、刮拭长度

一般以穴位为中心，总长度8~15厘米（3~5寸），以大于穴区范围为原则。如果需要刮拭的经脉较长，可分段刮拭。

五、刮拭顺序和方向

一般以自然顺序为序：先刮拭头面部，身体部位先上后下，先背腰后胸腹，先躯干后四肢，先阳经后阴经。也可以根据需要单独选择某个部位刮拭。

背腹部、四肢刮拭方向：自上而下刮（如肢体水肿、静脉曲张、内脏下垂则从下向上刮）。

面部、肩部、胸部刮拭方向：从内向外按肌肉走向刮拭。

六、刮拭时间

一般一次刮痧治疗应在20~30分钟内，体弱者还应适当缩短时间。刮拭时间长短应视具体情况而异：体质强壮者或刮拭速度慢时，刮拭时间可适当延长；反之，体弱者或刮拭速度快时则应短些。

七、刮痧治疗间隔

刮痧治疗间隔也要根据被刮拭者的体质、刮痧后的恢复情况而定，同一部位以局部皮肤痧象完全消退，疲劳和触痛感消失为准。痧的消退一般需要5~7天，快者2~3天，慢者则需要2周左右。

第十节　刮痧的适应证、禁忌证及注意事项

一、适应证

刮痧疗法的适应证十分广泛，凡针灸、按摩疗法适用的疾病均可用本疗法治疗。本疗法适用于内、外、妇、儿、五官等科临床常见病和部分疑难病症的治疗，还有保健、强身、美容的功效。

1. 内科病症，如发热、感冒、中暑、头痛、咳嗽、呕吐、腹泻、急慢性支气管炎、哮喘、急性胃炎、便秘、肝炎、水肿、胆囊炎、高血压、糖尿病、甲状腺疾病、各种神经痛、脏腑痉挛性疼痛等。

2. 外科病症，如急性扭伤、风寒湿邪引起的各种软组织疼痛、坐骨神经痛，肩周炎、慢性腰痛、落枕、风湿性关节炎、颈椎病、腰椎病、膝关节骨质增生、股骨头坏死、痔疮、皮肤瘙痒、荨麻疹、痤疮、湿疹、脱发等。

3. 妇科病症，如月经不调、痛经、闭经、带下病、盆腔炎、外阴瘙

痒、乳腺增生、各种产后病等。

4. 儿科病症，如食欲不振、营养不良、消化不良、发育迟缓、感冒发热、腹泻、遗尿、小儿麻痹症、小儿疳积、惊风呕吐等。

5. 五官科病症，如白内障、青光眼、假性近视、迎风流泪、耳聋、耳鸣、鼻炎、牙痛、急慢性咽炎、急慢性扁桃体炎、急性结膜炎、口腔溃疡等。

6. 保健强身美容，如减肥保健、消除疲劳、促进病后恢复、养颜美容等。

二、禁忌证

1. 部位

（1）孕妇的腹部、腰骶部，经期患者的下腹部，禁止刮痧。

（2）体表有疖肿、破溃、疮痈、斑疹，化脓性炎症、渗出溃烂之局部皮肤表面以及传染性皮肤病的病变部位，不明原因包块及恶性肿瘤处禁止刮痧。

（3）急性扭伤、创伤的疼痛部位或骨折部位禁止刮痧。

（4）眼睛、口唇、舌体、外耳道、鼻腔、乳头、肚脐等部位禁止刮痧。

（5）新发生的骨折患部不宜刮痧。

（6）外科手术瘢痕处两个月后方可局部刮痧；恶性肿瘤术后瘢痕处不要刮痧。

2. 疾病

（1）严重心脑血管疾病、肾功能不全、全身水肿者禁止刮痧。

（2）接触性皮肤病传染者禁止刮痧。

（3）有出血倾向的疾病如白血病、过敏性紫癜、血小板减少性紫癜等应禁止刮痧。

3. 患者

（1）有出血倾向者禁止刮痧。

（2）过度饥饱、过度疲劳、醉酒者不可接受重力、大面积刮痧。

（3）饭前、饭后 1 小时内不宜进行刮痧。

三、注意事项

1. 刮痧前

（1）刮痧应选在宽敞明亮的室内，施术时应注意避风、保暖，若室温较低，则应少暴露部位。夏季不可在电扇前或有过堂风处刮痧，冬季应避寒冷和风口。

（2）检查刮痧器具是否有损伤，并应对其进行清洁和消毒，施术者的双手也应保持清洁。

（3）患者选择舒适的刮痧体位，充分暴露刮痧部位的皮肤，并擦洗干净。

2. 刮痧中

（1）刮痧时，应注意基本操作，特别是手持刮板的方法，治疗时刮板厚的一面对手掌，保健时刮板薄的一面对手掌。

（2）刮痧时，应找准敏感点（或得气点），这种敏感点因人或病情而异。此外，还应保持用力均匀并掌握正确的补泻手法，适当的力度因人或病情而异。

（3）刮痧部位应根据病情来选择，一般情况下，每个部位可刮2~4条或4~8条血痕，每条血痕长6~9厘米。按部位不同，血痕可刮成直条或弧形。前一次刮痧部位的痧斑未退之前，不可在原处进行再次刮拭出痧。

（4）用泻法或平补平泻法进行刮痧，每个部位一般应刮3~5分钟；用补法进行刮痧，每个部位一般应刮5~10分钟。夏季室温过高时，应严格控制刮痧时间。对于保健刮痧，并无严格的时间限制，自我感觉良好即可。再次刮痧时间需间隔3~6天，以皮肤上痧退为标准。

（5）刮痧过程中应一边刮拭一边观察患者的反应变化，并不时与患者交谈，以免出现晕刮情况。如遇晕刮者，应立即停止刮痧，嘱其平卧，休息片刻，并饮热糖水，一般会很快好转。若不奏效，可采用刮百会、内关、涌泉等穴位以急救。

（6）刮痧时，出痧多少受多种因素影响，不可片面追求出痧。一般而言，虚证、寒证出痧较少，实证、热证出痧较多；服药多者特别是服用激素类药物者，不易出痧；肥胖者和肌肉丰满的人不易出痧；阴经较阳经不易出痧；室温过低不易出痧。出痧多少与治疗效果不完全成正比。只要掌握正确的刮拭方法和部位，就有治疗效果。

3. 刮痧后

（1）刮痧后应喝热水，最好为淡糖盐水或姜汤。

（2）刮痧后，不可马上洗澡，应在 3 小时后，皮肤毛孔闭合恢复原状后，方可入浴。

第二章　内科常见病刮痧疗法

第一节　感　　冒

感冒是由病毒或细菌引起的上呼吸道感染性疾病。男女老幼均易感染，一年四季皆可发病，以冬春寒冷季节多见，气候骤变时发病增多、受寒冷、淋雨等可诱发。中医将感冒分为风寒感冒、风热感冒和暑湿感冒。

一、风寒感冒

当气温下降时，因饮食不节制、生活缺乏规律、工作过于劳累而导致人体的抗病力下降，加上受寒的原因，人们很容易感冒，这种感冒就属于风寒感冒。此时，患者最适合刮痧，尤其轻度和初期的风寒感冒患者，由于风寒刚刚入里，易于“刮”出，一般刮 1 次就能见效。

【症状】表现为发热轻或不发热，恶寒怕冷，无汗，头身肢体酸痛，鼻塞声重，流清涕，喉痒咳嗽，痰稀色白，舌淡苔薄，脉浮紧。

【穴位选配】风池、大椎、肺俞、中府、少商、足三里（图 2-1）。

【刮拭方法】

（1）单角刮法刮拭风池穴。

（2）面刮法刮拭颈部大椎穴、肺俞穴及肩胛部。

（3）单角刮法刮拭胸部中府穴。

（4）面刮法刮拭手拇指少商穴。

（5）面刮法从上到下刮拭下肢外侧胃经的足三里穴。

【刮痧疗程】轻症患者，只需要治疗 1 次即可好转。重症患者，一直刮至症状全部消失为止。出痧重者，待痧退后再刮拭治疗。出痧少或无痧者，每日或隔日刮 1 次，直至症状全部消失为止。

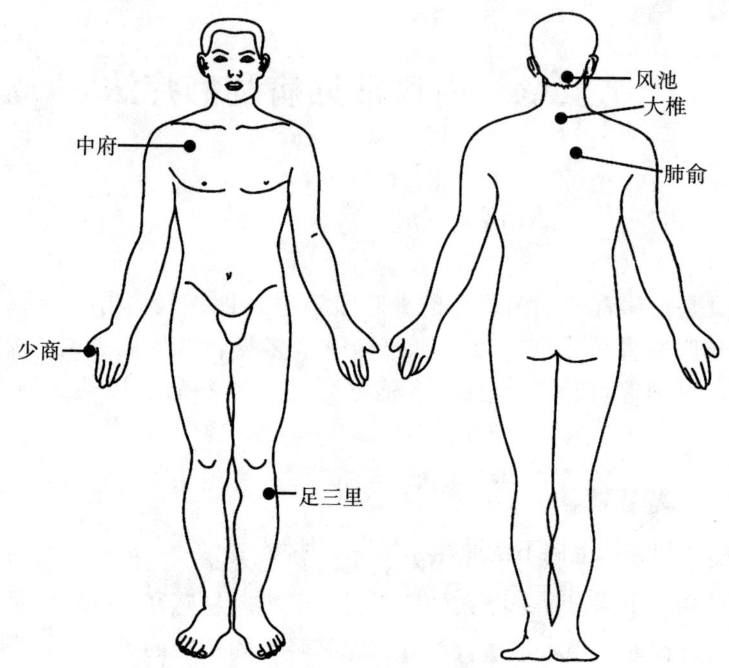

图 2-1　风寒感冒刮痧穴位图

二、风热感冒

通常如果人体过量食用辛辣油腻食物会导致内热聚集，甚至出现便秘、上火等症状，而此时，如果不小心淋雨或着凉，就很容易导致风热感冒。患风热感冒后，可重点刮拭曲池、尺泽等特效穴位，及时刮拭能快速见效。

【症状】 表现为发热较重，微恶风，汗出，头胀痛，鼻塞，流黄涕，咽干或肿痛，口渴，咳嗽痰黄，舌边尖红，苔薄黄，脉浮数。

【穴位选配】 风池、大椎、曲池、尺泽、外关、合谷（图 2-2）。

【刮拭方法】

（1）单角刮法刮风池穴。

（2）面刮法刮颈部大椎穴。

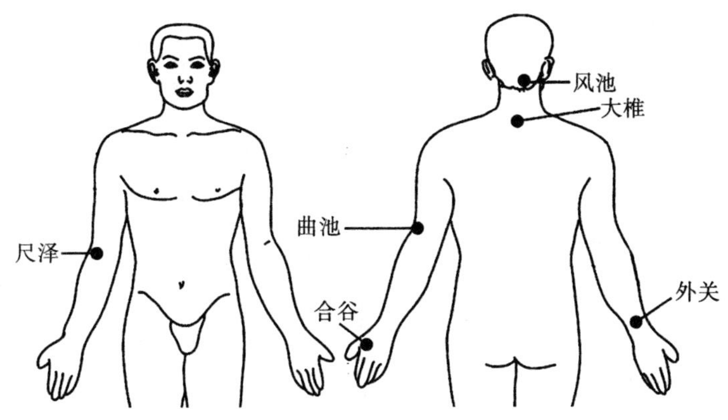

图 2-2　风热感冒刮痧穴位图

（3）面刮法从上向下刮曲池、尺泽、外关、合谷穴。

【刮痧疗程】轻症患者，只需要治疗 1 次即可好转。重症患者，一直刮至症状全部消失为止。出痧重者，待痧退后再刮拭治疗。出痧少或无痧者，每日或隔日刮 1 次，直至症状全部消失为止。

三、暑湿感冒

在炎热的夏天，人们常常怕热贪凉，在露天或通风处睡觉，空调下工作，过量食用寒凉食物及生冷瓜果。然而，在感受凉意的同时，身体却受到不好的影响，很容易遭受暑湿而导致暑湿感冒。这时在膀胱经上刮拭，见效最快。

【症状】表现为身热不扬，微恶风，汗出不畅，头昏胀重，肢节酸重，痰黏涕浊，胸闷恶心，苔黄而腻，脉濡数。

【穴位选配】膻中、中脘、孔最、支沟、合谷、足三里（图 2-3）。

【刮拭方法】

（1）单角刮法从上向下刮拭胸部膻中穴。

（2）面刮法刮拭腹部中脘穴。

（3）面刮法从上向下刮拭孔最、支沟和合谷穴。

（4）面刮法刮拭足三里穴。

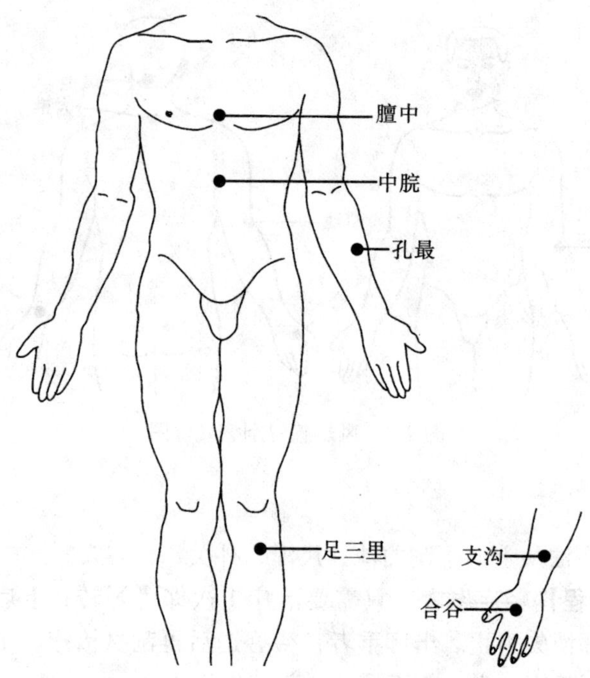

图 2-3　暑湿感冒刮痧穴位图

【刮痧疗程】轻症患者，只需要治疗 1 次即可好转。重症患者，一直刮至症状全部消失为止。出痧重者，待痧退后再刮拭治疗。出痧少或无痧者，每日或隔日刮 1 次，直至症状全部消失为止。

【注意事项】

（1）刮痧应注意避风保暖，防止患者受凉。

（2）流行感冒季节做好自我预防保健工作，如擦耳轮（擦热为止），每日 2 次；点按合谷穴，每日 2 次，每次 3 分钟。

（3）在冬春感冒流行季节要做好预防工作，保持室内空气新鲜。经常进行户外耐寒锻炼。

（4）注意休息，多喝水。

第二节　头　　痛

头痛是一个常见的自觉症状，疼痛原因较复杂，头部及五官病可致头痛，头部以外或全身性疾病也可引起头痛，治疗时应采取适当措施。现代生活压力大，白领上班族一天班上下来，除了会觉得腰酸背痛之外，头痛也会频频来犯。如果突然发生头痛的时候，可以重点刮拭风池穴，坚持刮拭 3~5 次，不仅能缓解头痛，还能养心安神，缓解压力。

【症状】外感头痛有怕风、怕冷、有汗或无汗、发热等症状，内伤头痛的症状时有时无，常发生于过度疲劳时。

【穴位选配】百会、完骨、风池、天柱、肩井、风门、头维、太阳、气海、曲池、外关、合谷、列缺、血海、阴陵泉、足三里、丰隆、三阴交、太冲、行间（图 2-4）。

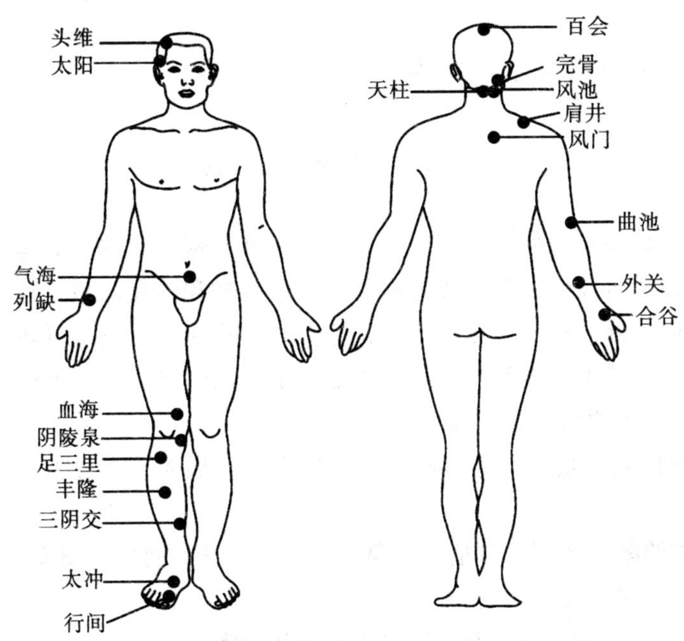

图 2-4　头痛刮痧穴位图

【刮拭方法】

（1）平刮百会、完骨、天柱、风池穴及后头部至局部发热。

（2）泻刮肩井、风门，点揉头维、太阳穴。

（3）刮拭曲池至外关、合谷穴。

（4）刮拭列缺穴。

（5）刮拭气海穴。

（6）刮拭血海、阴陵泉、足三里、丰隆、三阴交穴。

（7）点揉太冲、行间穴。

【刮痧疗程】一般刮拭 3~5 次后患者的头痛便能得到有效缓解。

【注意事项】

（1）凡颅内占位性病变和颅外伤所致头痛，不宜采用刮痧治疗。

（2）经多次刮痧治疗无效或症状加剧者，需去医院查明病因，对症治疗。

（3）头部有头发覆盖，可不涂刮痧油，如头发稀少或秃顶，可涂适量刮痧油。

（4）头皮有疖肿处应避开刮痧。

第三节　咳　嗽

咳嗽是肺部疾患的常见证候，主要由于外邪侵袭、脾失健运、肝火行肺、肺脏虚弱等原因所致。咳嗽可分为外感咳嗽和内伤咳嗽。外感咳嗽即感冒引起的风寒咳嗽、风热咳嗽，急性上呼吸道感染、支气管炎。内伤咳嗽即慢性支气管炎，支气管扩张，肺部感染。刮痧疗法治疗外感咳嗽效果较好，一次刮痧即能收到明显效果。

【症状】剧烈咳嗽可能引起呼吸道出血、咽喉痛、声音嘶哑以及呼吸肌痛等症。

【穴位选配】大杼、肺俞、廉泉、天突、尺泽、列缺（图 2-5）。

【刮拭方法】

（1）面刮法从上向下刮拭双侧大杼至肺俞穴。

（2）角刮法刮拭颈前正中下部凹陷处，即天突穴的部位。

（3）面刮法从廉泉穴缓慢向下刮拭。

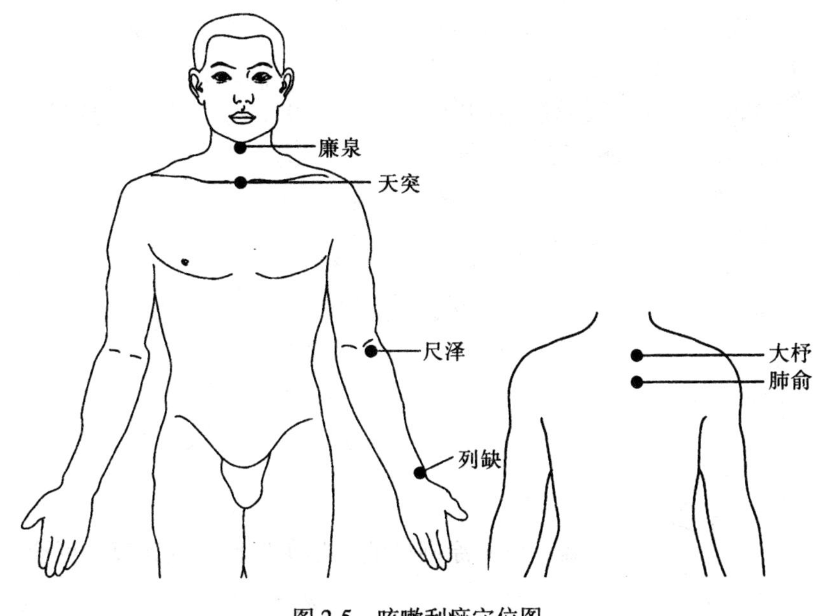

图 2-5 咳嗽刮痧穴位图

（4）用面刮法从上向下刮拭双侧尺泽、列缺穴。

【刮痧疗程】一般需要刮拭 3 次以上。

【注意事项】

（1）休息可减轻病情，所以咳嗽患者要注重休息。

（2）保持身体保暖，使身体不要再伤风。

（3）多喝水，可补充身体消耗的过多的水分。

（4）多吃营养食品，对于刺激性的食物，如烟、酒、辛辣物、冷饮等尽量禁食。

（5）感冒或咳嗽要及早治疗，不要拖延。

第四节 眩 晕

眩晕是指患者自觉头晕眼花，视物旋转。现代医学认为，本症多由高血压、脑动脉硬化、梅尼埃病、贫血、神经官能症、脑部肿瘤等疾病引起。中医学认为，本症乃因气血不足或肝阳上亢或痰湿阻滞所致。当人的身体虚弱或病后体虚的时候，很容易出现眩晕。此时，采用轻重适当的手法，用刮痧板直接刮拭与心脏相关的主干神经，能起到很好的急救作用。

【症状】轻者闭目静处，症状即可缓解，重者如坐舟车，旋转不停，并伴有恶心、呕吐、胸闷、出汗等症。

【穴位选配】百会、强间、瘈脉、风池、天柱、太阳、印堂、三阴交、大敦、侠溪、涌泉（图 2-6）。

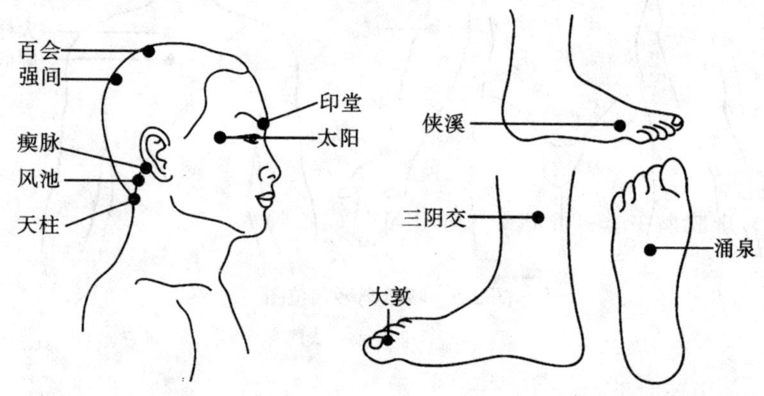

图 2-6　眩晕刮痧穴位图

【刮拭方法】

（1）平刮法刮拭头部群穴，用梳状刮板先刮头顶中线段，从前发际刮过百会，至后发际，中途不间断、不抬板；再刮左侧头顶；最后刮右侧头顶。刮板所到之处应覆盖头顶全部穴位，刮至头皮微微发热或至出痧。

（2）平面按揉法按揉双侧太阳穴。

（3）选择刮板的一角，用垂直按揉法按揉印堂穴。

（4）用平面按揉法点揉下肢三阴交、侠溪、大敦和足底涌泉穴，各 30 次。

【刮痧疗程】一次即可有显著效果。

【注意事项】

（1）避免可能导致眩晕的各种外部因素，调节情绪，调整精神状态，保持心情平和。

（2）劳逸结合，戒烟酒，不做剧烈运动，避免突然、强力的主动或被动的头部运动，节制房事。

（3）对颅内占位性病变引起的眩晕应手术或药物治疗，不宜采用刮痧疗法。

第五节 中 暑

在酷热的夏天，中暑就像是人们的“家常便饭”。即使你一天到晚躲在空调房里，晚上睡觉让电扇、空调当头直吹，汗出不来，也照样容易中暑。此时，如果及时刮拭胸部和背部的一些穴位，能有效缓解中暑引起的各种症状。

【症状】

（1）虚脱型中暑：症状为大量出汗，以致脱水、失盐、血压下降、脑缺血、晕厥等。

（2）高热型中暑：是人体发生体温调节障碍而出现高热、昏迷等中暑现象。

【穴位选配】 人中、内关、百会、大椎、肺俞、心俞、至阳、合谷（图2-7）。

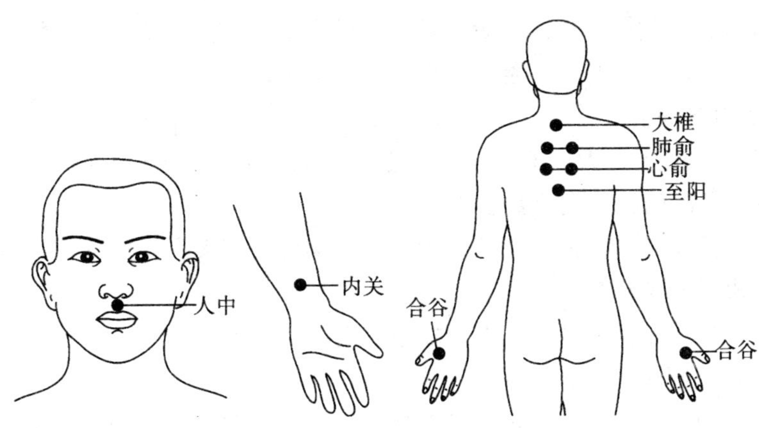

图2-7 中暑刮痧穴位图

【刮拭方法】

（1）用点按法以重力连续点按人中穴。

（2）用单角刮法刮拭头顶的百会穴。

（3）用面刮法刮拭手臂内侧内关穴。

（4）用面刮法从上向下刮拭大椎穴至至阳穴，双侧肺俞穴至心俞穴。

（5）用平面按揉法按揉手背部的合谷穴，注意孕妇禁刮此穴。

【刮痧疗程】一次见效。

【注意事项】

（1）中暑发生后迅速将患者转移至通风处，并冷敷或酒精擦浴降温。

（2）中暑后饮食应以较为清淡、容易消化的食物为主，补充必要的水分、盐、热量、维生素、蛋白质等。

第六节 哮　　喘

哮喘是由于支气管分支或其细支的平滑肌痉挛，管壁黏膜肿胀和管腔内黏膜的分泌物增多，使空气不顺利地吸入、呼出所引起的。常发作于冬春和秋冬交接时，发作时患者自觉难忍。这时，可重点刮拭治疗哮喘的特效穴位，如定喘穴、肺俞穴等。

【症状】在易感者中，哮喘会引起反复发作的喘息、气促、胸闷和咳嗽等症状，还常常伴有广泛而多变的呼气流速受限。

【穴位选配】大椎、定喘、风门、肺俞、肾俞、脾俞、天突、气海、中府、太渊、足三里、丰隆、膏肓、志室（图 2-8）。

【刮拭方法】

（1）用按压力大、速度慢的手法，以面刮法从上向下刮拭大椎、定喘，由风门沿膀胱经刮至肾俞穴。

（2）用单角刮法刮拭颈前正中下部凹陷处，即天突穴的部位，由此向下沿任脉刮至气海穴。

（3）用单角刮法从上向下刮拭中府穴至太渊穴。

（4）面刮法从上向下刮拭下肢刮拭足三里至丰隆穴。

（5）因风寒引起的咳嗽，可在肺俞、风门、定喘等穴加拔火罐。

（6）痰热壅盛的咳嗽可加刮膀胱经的膏肓、志室、肾俞、脾俞穴。

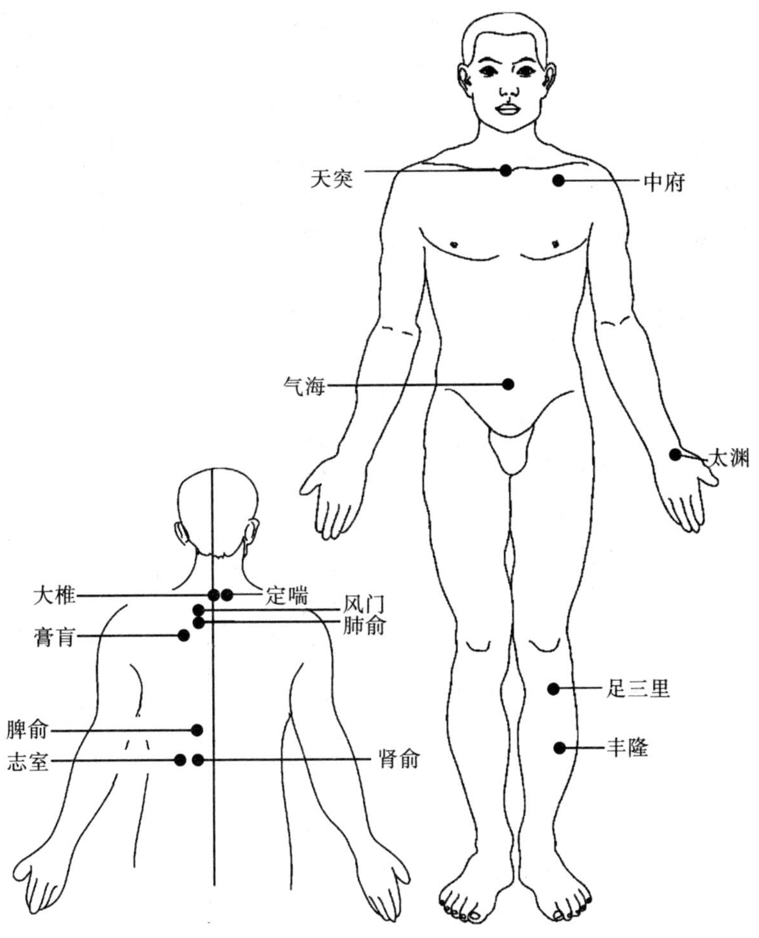

图 2-8　哮喘刮痧穴位图

【刮痧疗程】 刮拭 2~4 次，能有显著效果，但具体效果仍然与个人体质有关。

【注意事项】

（1）在哮喘发作期，以西医疗法为主，配合刮痧疗法共同治疗。

（2）应坚持采用刮痧法进行巩固治疗，适当加强体育锻炼，增强抗病能力，避免感冒。

第七节 心 悸

在快节奏的生活方式下，人们的饮食规律渐渐变得不再合理，许多好的运动习惯也无法再坚持，于是，人体的新陈代谢就会发生异常，很容易心悸。患病时，刮拭背部两侧的心俞穴，能快速缓解心悸、胸闷。

【症状】心悸多呈阵发性，也有持续者，会伴有胸闷、胸痛、气短喘息，或头晕、失眠等症。

【穴位选配】大椎、天宗、心俞、至阳、胆俞、膻中、中庭、鸠尾、巨阙（图 2-9）。

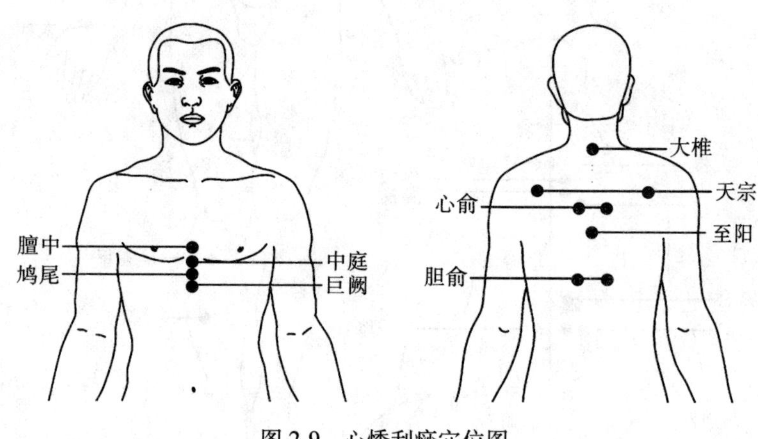

图 2-9 心悸刮痧穴位图

【刮拭方法】

（1）用面刮法从上向下刮拭两侧心俞穴。

（2）用面刮法从上向下刮拭两侧天宗穴。

（3）用双角刮法从上向下刮拭至阳穴。

（4）用面刮法自上而下刮拭背部膀胱经胆俞穴。

（5）用面刮法自上而下刮颈部大椎穴。

（6）以单角刮法由膻中穴刮至巨阙穴。

【刮痧疗程】疗程根据病情的轻重来决定。

（1）患者应注意饮食起居的规律性，调适情志，控制情绪，清心寡欲，保持健康宽容的心态。

（2）注意补充营养，增强体质锻炼，提高抵御外邪入侵的能力。

第八节　高　血　压

动脉血压高于正常称高血压，高血压分为原发性与继发性两种。继发性高血压由某些明确疾病引起，只占高血压患者的5%~10%；原发性高血压占90%以上，其病因尚不完全明确，但与家族遗传及吸烟、食盐过多等不良习惯和职业、性别、情绪等因素有关。

【症状】高血压起病隐匿、病程进展缓慢，早期仅在精神紧张、情绪波动或过度劳累之后出现暂时和轻度血压升高，去除原因或休息后可以恢复，称为波动性高血压。患者可出现头痛、头晕、头胀、耳鸣、视物模糊（眼花）、失眠、健忘、注意力不集中、胸闷、乏力、心悸等症状。长期高血压易并发心、脑、肾的损害。临床根据高血压的严重程度以及对心、脑、肾器官损害的程度，将本病分为轻、中、重度或1、2、3级。

【穴位选配】百会、印堂、风池、太阳、人迎、肩井、天柱、曲池、风市、足三里、三阴交、太冲、督脉及两侧膀胱经穴（图2-10）。

【刮拭方法】

（1）刮拭头部（有头发处不涂润滑油）百会穴，从头前向头后刮30次至头皮发热。

（2）角刮或补刮肩部、颈部的风池、天柱、人迎、肩井穴至出痧为止。

（3）点揉太阳、印堂穴。

（4）泻刮或长刮督脉及膀胱经至出痧。

（5）角刮法刮曲池穴，长刮上肢背侧。

（6）长刮下肢风市、足三里、三阴交穴。

（7）垂直按揉法按揉脚背部太冲穴。

【刮痧疗程】连续治疗7~10次为一个疗程，两次刮痧间隔时间应为5~7天。两个疗程间隔10天左右。

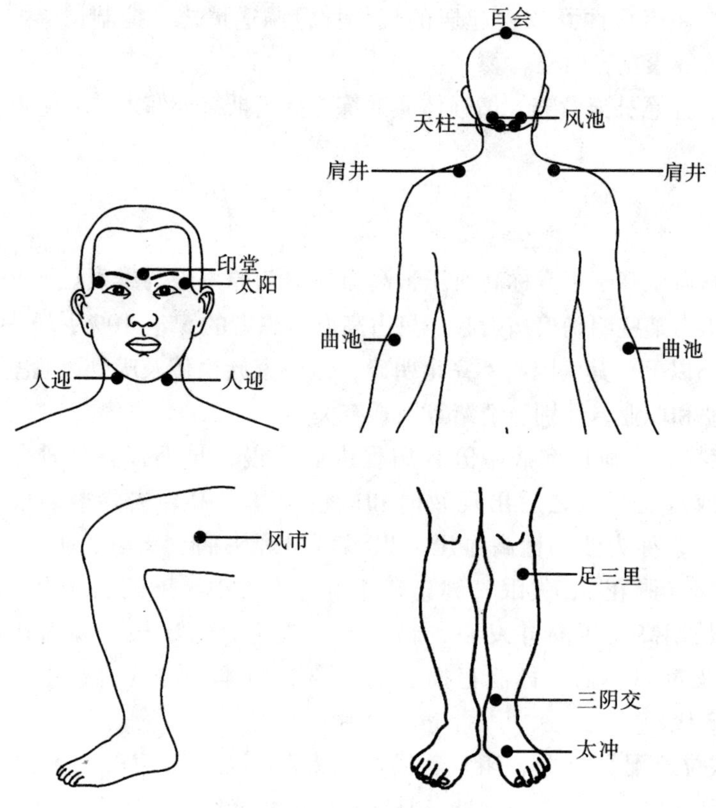

图 2-10 高血压刮痧穴位图

【注意事项】

（1）由于刮拭面积大、部位多，故应注意环境保暖、避风，衣服随刮随脱，刮完穿上，以防风寒入侵。

（2）日常生活中应注意情志调节，不要过度疲劳或情志激动，饮食不宜过咸，戒烟酒。

第九节 低 血 压

成年人肱动脉收缩压≤90mmHg、舒张压≤60mmHg 者为低血压。低血压可分为急性低血压与慢性低血压两大类。急性低血压主要表现为晕厥和休克两种综合征；慢性低血压则见于直立性低血压、内分泌功能紊乱所致的低血压、慢性消耗性疾病及营养不良所致的低血压、心血管疾病所致的低血压以及高原性低血压等，还有部分患者与过量服用降压药及扩张血管药有关。患病时，可重点刮拭颈部两侧的胆经和血压点，可快速缓解低血压症状。

【症状】 低血压的常见症状有头晕、目眩、耳鸣、乏力、气短、手足发凉、自汗、健忘等，严重患者会出现恶心、呕吐、晕厥等症状，部分慢性低血压患者无自觉症状。

【穴位选配】 百会、内关、劳宫（图 2-11）。

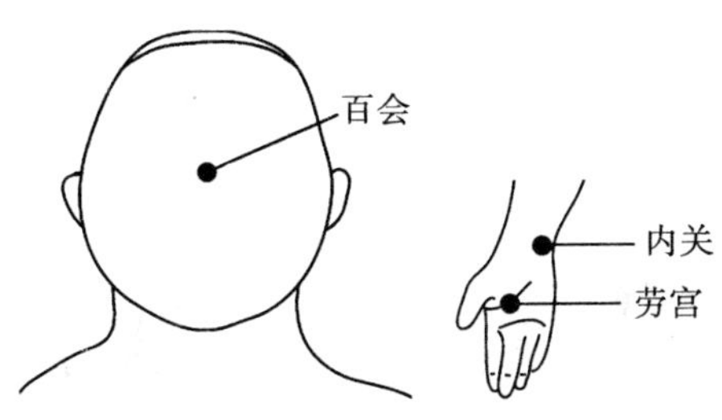

图 2-11　低血压刮痧穴位图

【刮拭方法】

（1）采用平面按揉法按揉百会穴。

（2）以平面按揉法按揉内关穴。

（3）以平面按揉法按揉劳宫穴。

【刮痧疗程】 10 次为一个疗程，疗程由病程轻重决定。

【注意事项】

（1）急性发病者应先采取其他办法开窍醒神，慢性发病者方可采用刮痧疗法。

（2）低血压与患者体质状况、心血管系统的器质性病变及服用某些药物不当有关，刮痧的同时应针对起病原因采取综合治疗措施。

第十节 呃 逆

呃逆又称打嗝。呃逆可单独发生，其症轻微，也可继发于其他急慢性疾病。其病因多与胃、肠、腹膜、纵隔、食管的疾病有关，不良精神因素、寒冷刺激或饮食不当常为诱发因素。若想快速止嗝，可及时刮拭呃逆穴和鱼腰穴。

【症状】患者自觉胸闷气逆，喉间呃逆连声，声短而频，不可自制，甚至妨碍说话、咀嚼、呼吸和睡眠，间隙时间不定。

【穴位选配】膻中、中脘、内关、足三里、膈俞、梁门、关元、天枢、内庭、胃仓、委中、期门、太冲、肝俞、胃俞、气海、脾俞、命门、肾俞、复溜、照海（图 2-12）。

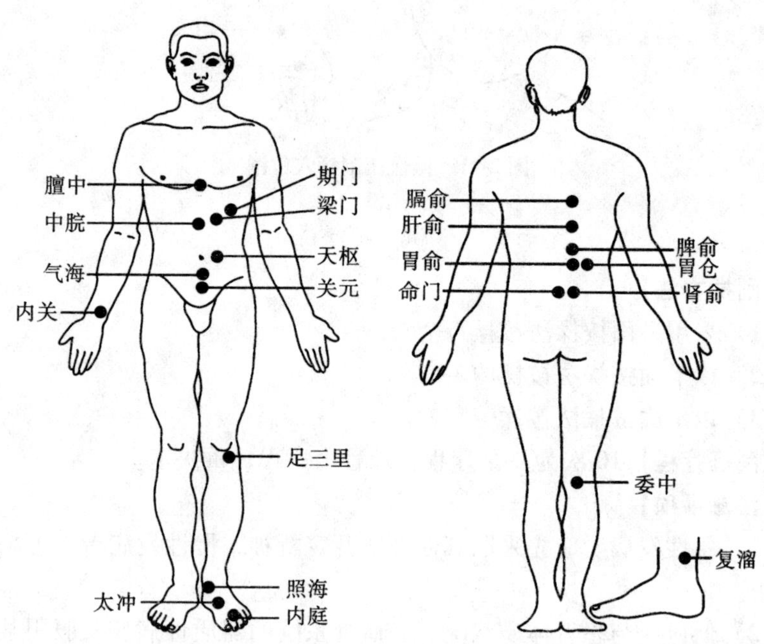

图 2-12 呃逆刮痧穴位图

【刮拭方法】

（1）用面刮法刮膻中、中脘、内关、足三里穴至出痧。

（2）用面刮法刮膈俞穴。

（3）胃中寒冷者，仰卧位补法加刮梁门、关元穴，俯卧位补法加刮脾俞、胃俞穴。

（4）胃火上冲者，仰卧位泻法加刮天枢、内庭穴，俯卧位泻法加刮胃仓、委中穴。

（5）肝气犯胃者，仰卧位泻法加刮期门、太冲穴，俯卧位泻法加刮肝俞、胃俞穴。

（6）脾胃阳虚者，仰卧位补法加刮气海、关元穴，俯卧位补法加刮脾俞、胃俞、命门、肾俞穴。

（7）胃阴不足者，仰卧位补法加刮关元、复溜、照海穴，俯卧位补法加刮胃俞、肾俞穴。

【刮痧疗程】刮拭1次便可取得显著效果。

【注意事项】

（1）进食不宜过快过猛，避免吸入冷空气。

（2）呃逆见于危重病症后期，预后不良，须针对主病治疗。

第十一节　腹　　泻

腹泻有急、慢性之分。急性腹泻多为外感与食伤引起，并伴有发热、恶寒等全身症状，多属实证；慢性腹泻多为脾肾不足导致，且反复发作、缠绵难愈，多为虚证。对于不太严重的腹泻，可重点刮拭膀胱经和胃经的循行位置，可有效缓解症状。

【症状】主要症状是排便次数增多，粪质稀薄如糜，甚至如浆水样。

【穴位选配】脾俞、肾俞、命门、大肠俞、中脘、天枢、气海、足三里、上巨虚（图2-13）。

【刮拭方法】

（1）平刮法刮拭腰背部脾俞、肾俞、命门、大肠俞穴。

（2）面刮法刮拭腹部中脘穴至气海穴。

（3）用面刮法刮拭肚脐两侧天枢穴。

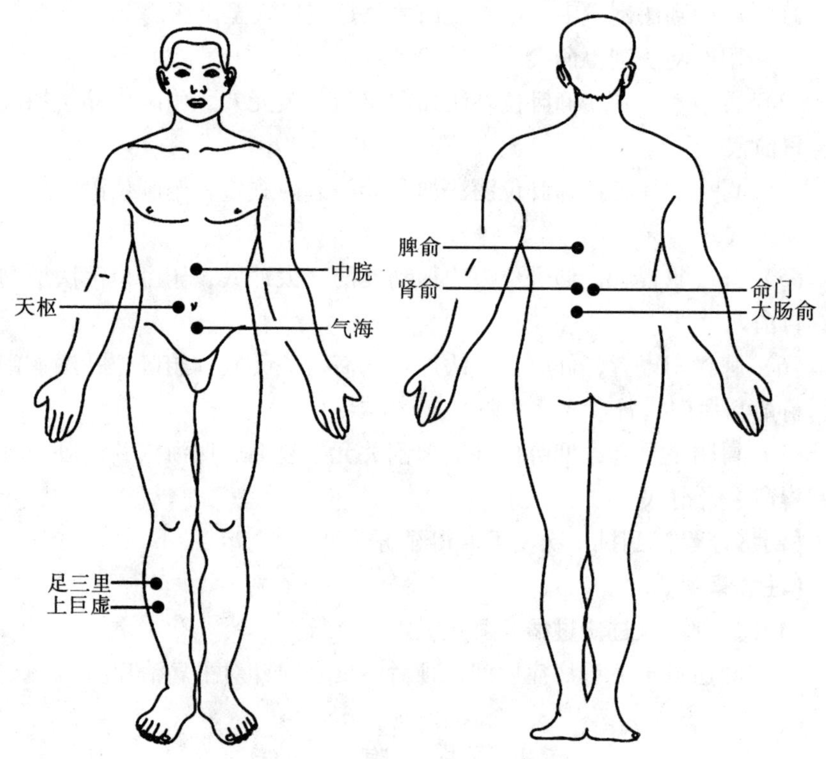

图 2-13　腹泻刮痧穴位图

（4）面刮法从上向下刮拭下肢刮拭足三里至上巨虚穴。

【刮痧疗程】 3 次为一个疗程，具体疗程根据病情长度而定。

【注意事项】 注意饮食卫生，少食生冷、肥甘厚味的食物，注意腹部保暖。

第十二节　腹　　胀

腹胀一般是由于摄入会产气的食物（如豆类、奶类、酒、碳酸饮料等）过多，或暴饮暴食又遇寒邪引起的。轻度腹胀一般不需要特殊治疗，但遇到持续不能缓解的严重腹胀时，应引起足够重视。按照以下介绍的方法，反复刮拭相应部位，腹胀会有所缓解。

【症状】 常伴有嗳气、矢气等令人尴尬的症状。

【穴位选配】 至阳、肝俞、胃俞、悬枢、大肠俞、小肠俞、阴陵泉、足三里、太冲（图 2-14）。

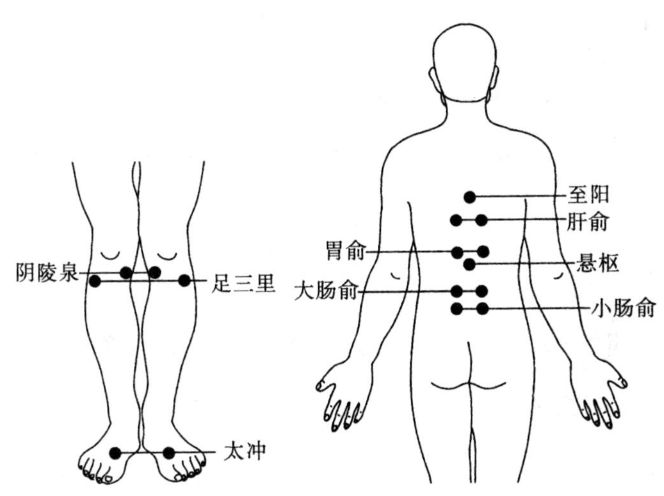

图 2-14　腹胀刮痧穴位图

【刮拭方法】

（1）以双角刮法刮拭背部督脉至阳穴至悬枢穴，膀胱经肝俞穴至小肠俞穴段。

（2）用面刮从上到下刮拭下肢外侧的足三里穴以及下肢内侧的阴陵泉穴。

（3）用按揉法按揉足背太冲穴。

【刮痧疗程】 3 次为一个疗程，具体疗程根据病情长度而定。

【注意事项】 日常起居应有规律，注意控制情绪，不可暴饮暴食，注意保暖，免受风寒。

第十三节 便　秘

便秘是由于肠的运动缓慢，水分被吸收过多，粪便干燥坚硬，滞留肠腔，艰涩难下，不易排出体外。

【症状】排便次数减少，或由于粪质干燥、坚硬难以排出，腹内有不适感。引起便秘的原因有久坐少动、食物过于精细、缺少纤维素等，使大肠运动缓慢，水分被吸收过多，粪便干结坚硬，滞留肠腔，排出困难。

【穴位选配】大肠俞、小肠俞、次髎、天枢、腹结、气海、关元、支沟、足三里、公孙（图 2-15）。

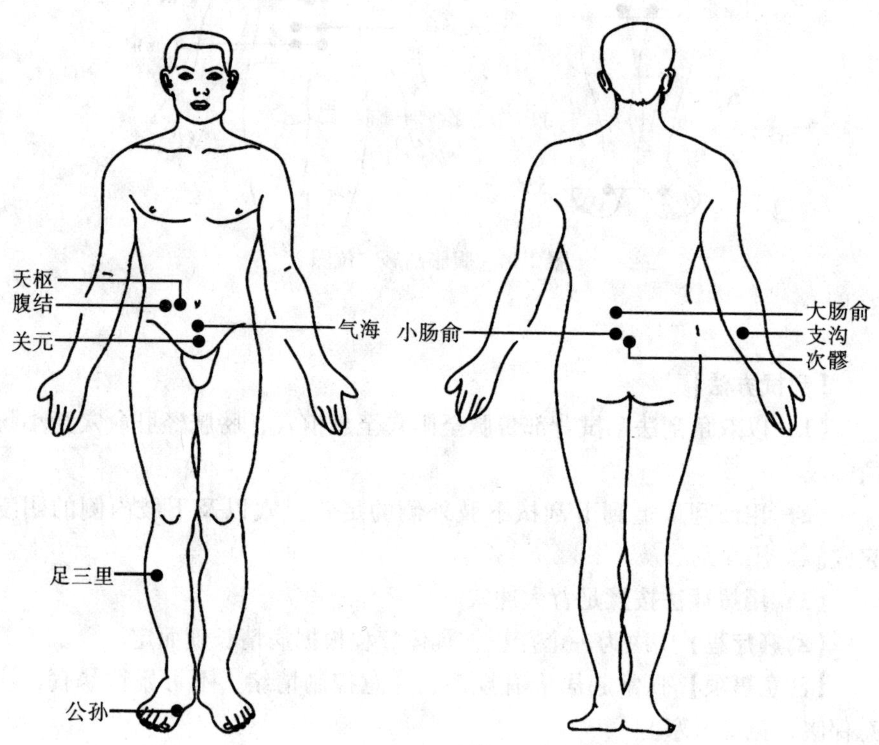

图 2-15　便秘刮痧穴位图

【刮拭方法】

（1）先泻刮大肠俞穴，再由小肠俞向下刮至次髎。

（2）点揉天枢、腹结、气海、关元穴至酸麻，点揉穴位要准确，用力要均匀柔和。

（3）平刮足三里、公孙穴，各30次。

（4）点揉支沟30次。

【刮痧疗程】3次为一个疗程，具体疗程根据病情长度而定。

【注意事项】

（1）注意饮食调整，多吃蔬菜、水果及富含纤维素的食物。

（2）避免久坐不动，常做腹肌运动，促进肠蠕动，适当参加体育锻炼，养成定时排便的习惯。

（3）心脏病、高血压患者，应尽量先采用其他方法缓解病情。

第十四节　慢性胃炎

慢性胃炎是由于不良饮食习惯、长期忧思恼怒、烟酒或某些药物长期刺激等原因造成的胃黏膜慢性炎症或萎缩性病变。

【症状】进食后有饱胀感、嗳气，还伴有食欲减退、恶心、呕吐等症状。此时，患者可按照以下介绍的方法坚持刮痧，同时改善饮食习惯，内调外养，治疗效果将事半功倍。

【穴位选配】脾俞、胃俞、上脘、中脘、下脘、内关、足三里、三阴交、太冲（图2-16）。

【刮拭方法】

（1）用面刮法从上向下刮拭背部膀胱经脾俞穴、胃俞穴。

（2）用面刮法从上向下刮拭腹部任脉上脘穴、中脘穴、下脘穴。

（3）用面刮法从上向下刮拭位于上肢内侧心包经的内关穴。

（4）用面刮法从上向下刮拭下肢胃经足三里穴。

（5）用面刮法刮拭脾经三阴交穴。

（6）用垂直按揉法按揉肝经太冲穴。

【刮痧疗程】7~10天为一个疗程，具体疗程视病程长短而定。

【注意事项】

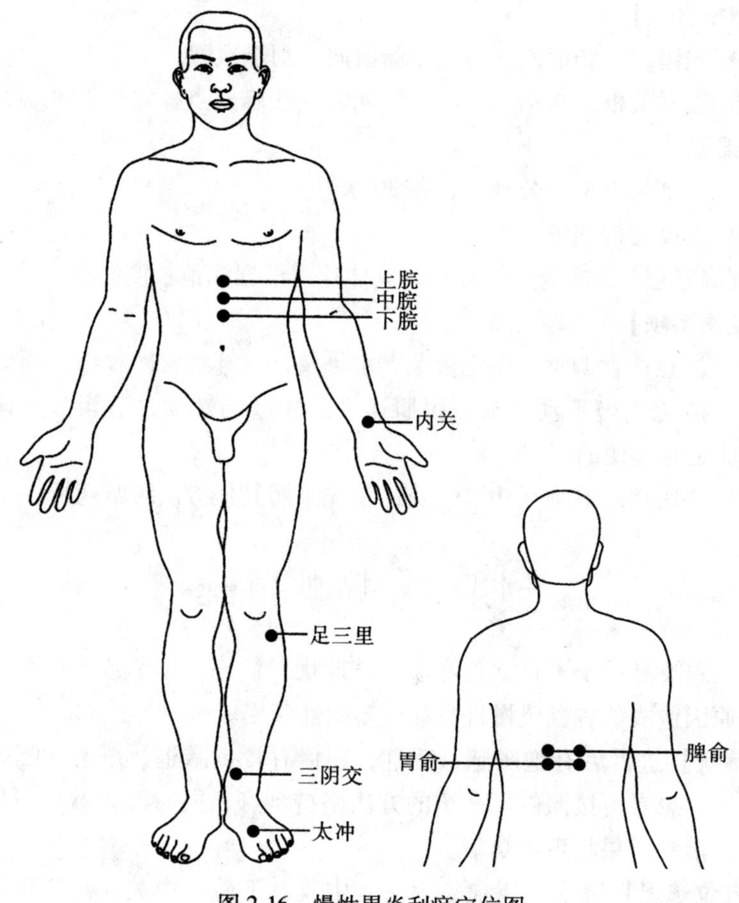

图 2-16 慢性胃炎刮痧穴位图

（1）应坚持多疗程刮治。

（2）平日注意调节情志，起居。饮食应有规律，少食多餐，以清淡为主，忌辛辣、油腻。

第十五节 消化性溃疡

消化性溃疡是指胃肠道与胃液接触部位的慢性溃疡。当舌面光滑如镜、没有舌苔时，一般是消化性溃疡的前兆。它与不良饮食习惯、长期大量吸烟等有很大的关系。此时，刮拭增强脾胃功能的特效穴位，如天枢穴、胃俞穴、足三里穴等，能有效缓解消化性溃疡。

【症状】轻者可无症状；重者以长期性、周期性和节律性中上腹痛为主，同时可伴有唾液分泌增多、反胃、吐酸水、嗳气、恶心、呕吐及失眠等症状。

【穴位选配】膻中、中脘、章门、天枢、内关、脾俞、胃俞、曲池、手三里、阳溪、合谷（图 2-17）。

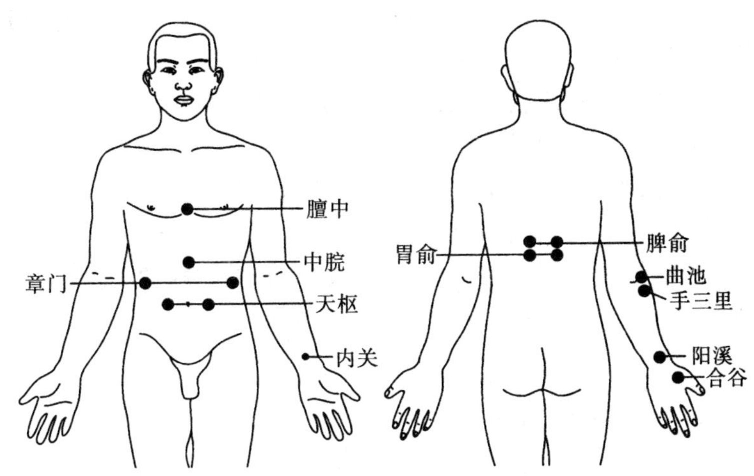

图 2-17　消化性溃疡刮痧穴位图

【刮拭方法】

（1）用面刮法从上到下刮拭膻中穴至中脘穴。

（2）用面刮法刮拭章门穴、天枢穴。

（3）用面刮法从上向下刮拭脾俞穴、胃俞穴。

（4）用面刮法刮拭上肢手三里穴。

（5）用平面按揉法按揉手背合谷穴。

（6）用面刮法刮拭手臂内侧内关穴。

（7）用面刮法刮拭手臂外侧曲池穴。

（8）用面刮法刮拭手臂外侧阳溪穴。

【刮痧疗程】3~5 次为一个疗程，治疗周期以疾病的缓急、病程的长短而定。

【注意事项】

（1）忌生冷辛辣食物，少食油腻，饮食节制而有规律。

（2）多进行户外运动，加强体质。

第十六节　胃　下　垂

胃下垂是指胃由牛角形变成鱼钩形垂向腹腔下部至生理最低线以下的位置，多因长期饮食失节，或劳累过度，致中气下陷，升降失常所致。重点刮拭足三里、胃俞等穴，可有效缓解乏力、胃部胀闷等症状。

【症状】主要表现为食欲减退、饭后腹胀等消化系统症状。患者感到腹胀、恶心、嗳气、胃痛，偶有便秘、腹泻，呈交替性腹泻及便秘。胃下垂患者多为瘦长体型，可伴有眩晕、乏力、直立性低血压、晕厥、体乏无力、食欲差、头晕、心悸等症状。

【穴位选配】膻中、中脘、关元、中极、膈关、脾俞、胃俞、足三里（图2-18）。

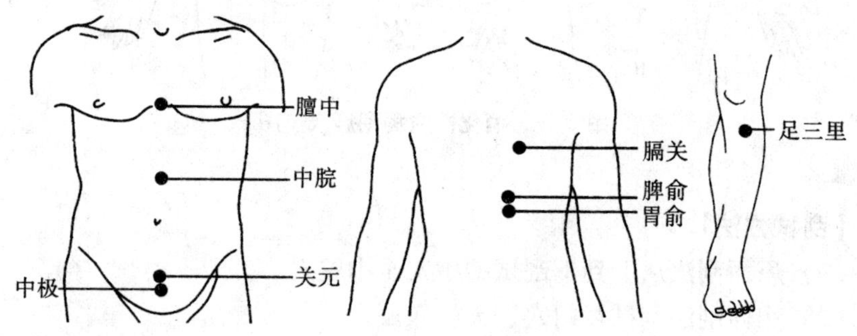

图2-18　胃下垂刮痧穴位图

【刮拭方法】

（1）用面刮法从上到下刮拭胸部正中膻中穴至中脘穴。

（2）用面刮法从上到下刮拭腹部关元穴、中极穴。

（3）用面刮法从上到下刮拭膈关穴、脾俞穴、胃俞穴。

（4）用面刮法从上至下刮拭足三里穴。

【刮痧疗程】 5～7 次为一个疗程，治疗周期以病程长短和个人体质而异。

【注意事项】

（1）避免暴饮暴食，应少食多餐，注意营养。进餐后 1 小时内应平躺 30 分钟，不可进行远行、跑步、跳跃等运动。

（2）卧床宜头低脚高，可以在床脚下垫高两块砖头。

（3）尽量减少房事次数。

（4）增强体质锻炼，适当进行腹肌锻炼。

第十七节 糖 尿 病

糖尿病是一种以糖代谢紊乱为主的慢性内分泌疾病。在糖尿病早期可以刮痧，如果手法正确会起到很好的治疗作用。如果是糖尿病中期，则需药物治疗，通过刮痧可以起到辅助治疗的作用。如果到了糖尿病晚期有合并症的时候，此时如果皮肤破溃不容易愈合，便不适合进行刮痧。

【症状】 按病情轻重，糖尿病可分为上消（肺消）、中消（胃消）和下消（肾消）。早期可无症状，发展到症状期，临床上可出现多尿、多饮、多食、疲乏消瘦，即"三多一少"症状和空腹血糖高于正常及尿糖阳性，重症可见神经衰弱症状及继发的急性感染、肺结核、高血压、肾及视网膜等微血管病变。严重时可出现酮症酸中毒、昏迷，甚至死亡。

【穴位选配】 中脘、气海、肺俞、阳纲、意舍、脾俞、肾俞、足三里、三阴交（图 2-19）。

【刮拭方法】

（1）用平面按揉法或面刮法刮拭下肢足三里穴。

（2）用推刮法刮拭下肢内侧糖尿病结节（糖尿病结节在小腿内侧中部的胰反射区，可触及一痛性结节，即糖尿病结节。结节的大小与血糖浓度有关：血糖浓度高，结节变大；血糖浓度低，结节变小）。

（3）用平面按揉法或面刮法刮拭下肢三阴交穴。

（4）用面刮法从上向下刮拭背部双侧、膀胱经肺俞穴、脾俞穴至肾俞穴、阳纲穴至意舍穴。

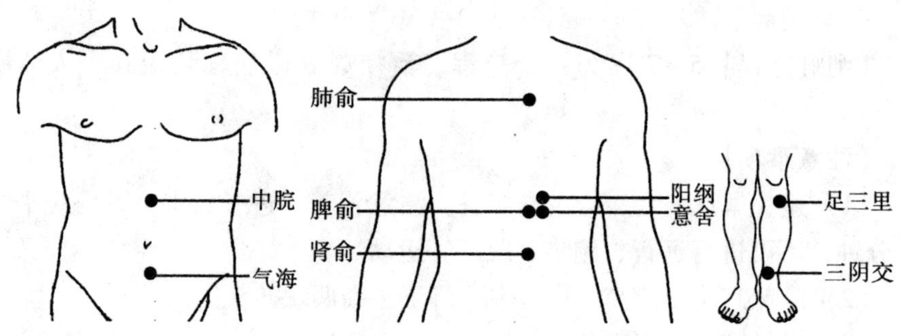

图 2-19 糖尿病刮痧穴位图

（5）用面刮法从上向下刮拭腹部任脉中脘穴至气海穴。

【刮痧疗程】每日或隔日 1 次，每次 15~20 分钟。10 次为一个疗程。

【注意事项】

（1）刮痧工具应进行严格消毒，以免交叉感染。

（2）刮痧治疗糖尿病禁用泻刮法。

（3）刮痧时，应同时配合中西药物治疗。重症患者若发生酮症酸中毒及昏迷时，必须立刻进行抢救。

（4）按医嘱食谱进餐，限制糖类，多食蔬菜、蛋白质及适量脂肪类食物。

第十八节 高 血 脂

高血脂是现代人极易患上的“富贵病”之一，它与人体的肝胆脾胃功能有很大关系。我们知道，心脏为血液循环提供动力，肝胆参与脂肪的代谢，脾脏主管食物的消化与吸收，要经常刮拭与 3 个脏腑相关的经穴。一般刮拭 10 次以后，高血脂的各种症状就能得到缓解。

【症状】在早期无明显症状，偶尔会有头晕、疲乏无力感。有些高脂血症者可在面部、手肘、跟肌腱、膝肌腱出现黄色丘疹样脂肪瘤，手背、面颊外侧可能出现老年斑。

【穴位选配】大椎、心俞、膈俞、脾俞、肾俞、膻中、中庭、郄门、内关、血海（图 2-20）。

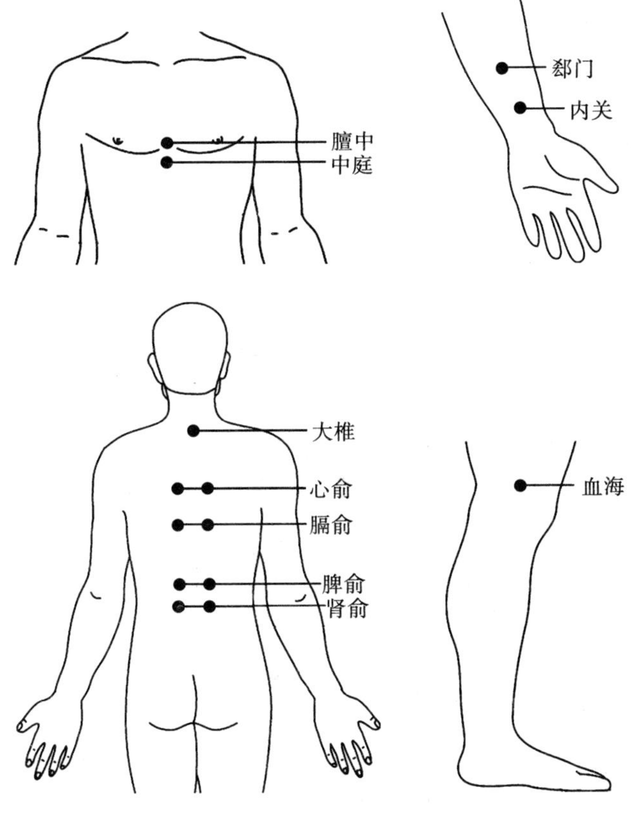

图 2-20　高血脂刮痧穴位图

【刮拭方法】

（1）用按压力较大、速度慢的手法，以推刮法刮拭大椎穴。

（2）用面刮法刮拭背部双侧膀胱经的心俞穴、膈俞穴和脾俞穴至肾俞穴。

（3）用单角刮法刮拭胸部膻中穴至中庭穴。

（4）用面刮法刮拭上肢腕部郄门穴至内关穴。

（5）用面刮法刮拭下肢血海穴。

【刮痧疗程】 疗程由具体的病情决定。

【注意事项】

（1）由于刮拭面积大、部位多，故应注意环境保暖、避风，衣服随刮随脱，刮完穿上，以防风寒入侵。

（2）日常生活中应注意情志调节，不要过度疲劳或情志激动，饮食不宜过咸，戒烟酒。

（3）病情稳定后也应坚持刮痧保健，可预防中风（脑卒中）发生。

第十九节　阳　　痿

阳痿是指男性阴茎不能勃起或勃起不坚，不能进行正常性生活的一种病症。本病的发生大多是由于精神心理因素及不良嗜好引起。

【症状】阴茎勃起不坚或不能勃起，兼见精神萎靡、腰膝酸软、头晕目眩、心悸气短、面色苍白、夜寐不安等症状。

【穴位选配】命门、肾俞、次髎、阴陵泉、足三里、太溪（图 2-21）。

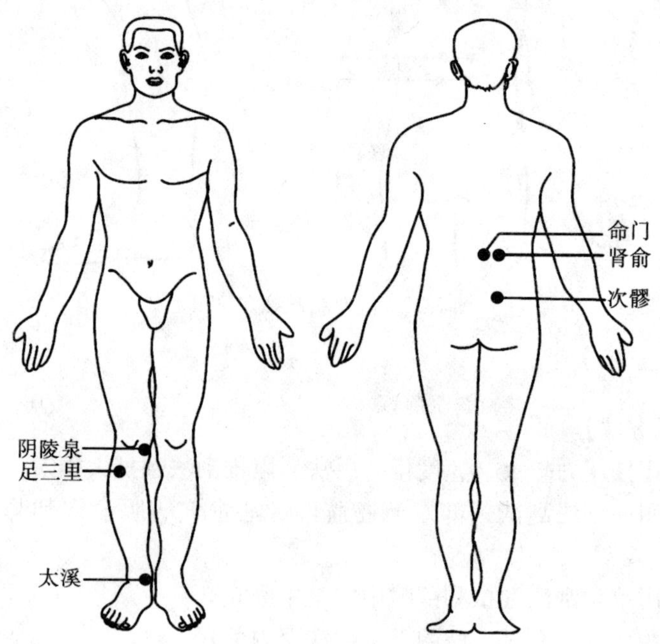

图 2-21　阳痿刮痧穴位图

【刮拭方法】

（1）泻刮命门、肾俞、次髎穴，各 30 次。

（2）刮拭阴陵泉、足三里、太溪穴，各 30 次。

【刮痧疗程】 7～14 次为一个疗程，治疗周期根据疾病的缓急、病程的长短而决定。

【注意事项】

（1）宜配合积极治疗引发本病的其他疾病，避免房事过度，戒烟酒。

（2）劳逸结合，适当锻炼，消除紧张情绪。

第二十节　遗　　精

遗精是指不因性生活而精液自行外溢的一种男性疾患。未婚青年男子，1 周左右遗精 1 次，属于正常生理现象，不需治疗。

【症状】 遗精次数频繁，每周 2 次以上，或梦时而遗，或醒时流精，多伴有头晕、精神萎靡、腰酸腿软、多梦、盗汗、心慌、乏力等症状。

【穴位选配】 心俞、命门、志室、肾俞、次髎、关元、足三里、三阴交、太溪（图 2-22）。

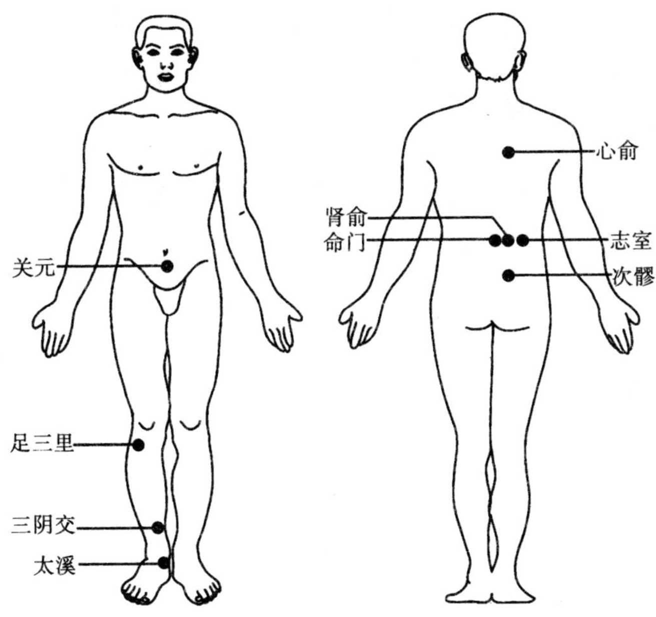

图 2-22　遗精刮痧穴位图

【刮拭方法】

（1）泻刮心俞、命门、志室、肾俞、次髎穴，各30次或至出痧。

（2）点揉关元穴30次或至局部酸麻。

（3）刮拭足三里、三阴交、太溪穴，各30次。

【刮痧疗程】7～14次为一个疗程，治疗周期根据疾病的缓急、病程的长短而决定。

【注意事项】

（1）养成正常的生活习惯，婚后保持正常的性生活。

（2）经常更换内裤，保持性器官清洁卫生。

（3）调整睡眠习惯，夜间睡眠时下身及足部不宜过暖，睡眠姿势以仰卧、侧卧为宜。

（4）调适情志，注意饮食营养，节制醇酒厚味。

第三章　外科常见病刮痧疗法

第一节　落　　枕

落枕又称“失枕”、“颈部伤筋”。轻者可自行痊愈，重者可迁延至数周。本病多因晚上睡眠时，枕头高低不适或太硬，头颈部位置放置不当，使颈项部肌肉长时间处于过度伸展或紧张状态下，致使颈项部肌肉静力性损伤或痉挛所致。许多人都患过落枕，虽不是大病，但给工作和生活都带来了很多不便。患者可重点刮拭风池穴、悬钟穴，无论是落枕刚刚发生，还是已经隔了几天，通过 1 次刮痧，颈部症状都会有所好转。

【症状】以急性颈部肌肉痉挛、强直、酸胀、疼痛，及至转动不灵为主要临床特征。

【穴位选配】风府、风池、天柱、大椎、肩井、风门、阳陵泉、悬钟（图 3-1）。

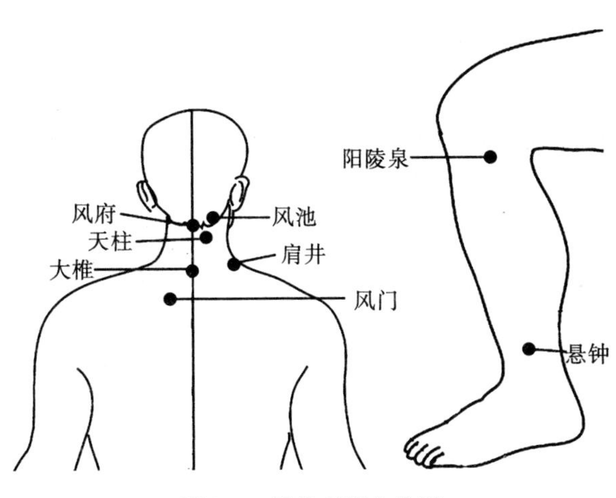

图 3-1　落枕刮痧穴位图

【刮拭方法】

（1）用面刮法从上向下分段刮拭督脉风府至大椎穴。

（2）用单角法刮拭风池穴，面刮法从风池刮至肩井穴，重点从内向外刮拭肩井穴。

（3）用面刮法从上向下分段刮拭患侧天柱至风门穴。

（4）用面刮法或平面按揉法刮拭阳陵泉，然后从阳陵泉向下刮至悬钟穴。

【刮痧疗程】刮拭 1~2 次为一个疗程，治疗周期根据疾病的缓急、病程长短而决定。

【注意事项】

（1）睡眠时应选择适合的枕头和睡眠姿势，注意颈部保暖。

（2）刮痧治疗配合颈部按摩可缩短病程。

第二节　肩　周　炎

肩周炎是指关节囊和周围软组织的一种慢性、退行性病理变化。中医学认为本病多由营卫虚弱，局部又感受风寒，或过度劳累、慢性劳损，或闪挫、扭伤，使筋脉受损，气血阻滞，脉络不通所致。患者可经常刮拭肩部周围的穴位，起到缓解疼痛的作用。

【症状】本病早期以肩部疼痛为主，夜间加重，并伴有怕凉、僵硬感觉。后期病变组织有粘连，肩关节运动功能障碍。

【穴位选配】天柱、肩井、肩髃、天髎、天宗、臑关、肩贞、缺盆、中府、曲池、外关、肩部压痛点（图 3-2）。

【刮拭方法】

（1）泻刮天柱、肩井、天髎、天宗、臑关、肩贞、肩髃穴及肩背部至出痧。

（2）刮拭曲池、外关穴及上肢后外侧。

（3）点揉中府、缺盆穴，各 30 次。

（4）泻刮肩前部及压痛点。

【刮痧疗程】每天刮 1 次，7 天为一个疗程。治疗周期根据疾病缓急、病程长短而定。

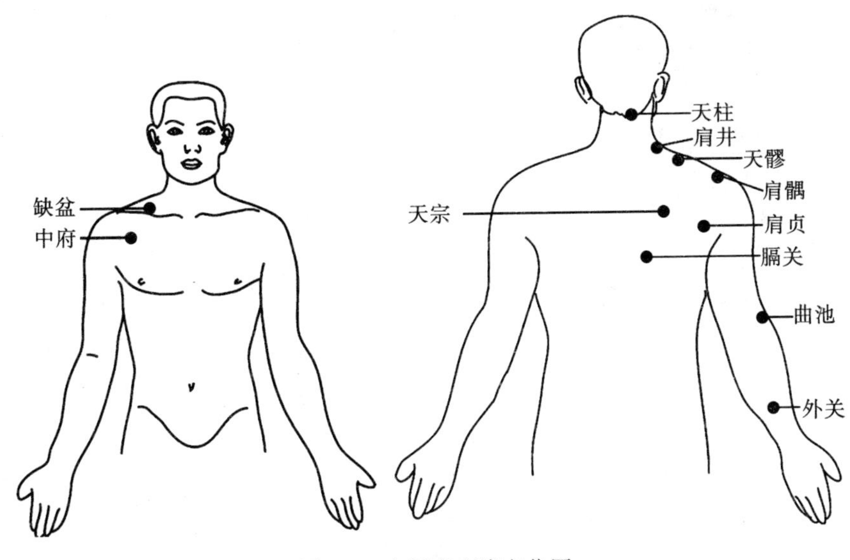

图 3-2　肩周炎刮痧穴位图

【注意事项】

(1) 刮痧时，若配合推拿、按摩及针灸同时进行，可缩短病程。

(2) 积极进行肩部的功能锻炼，并注意肩部保暖以防风寒，避免过度疲劳。

第三节　颈　椎　病

颈椎病是由于颈部长期劳损、颈椎及其周围软组织发生病理改变或骨质增生等，导致颈神经根、颈部脊髓、椎动脉及交感神经受到压迫或刺激而引起的一组复杂的综合征。有些患者的颈椎病经久不愈，平时可以从胸骨上缘开始，沿着整个胸骨，从上到下刮拭；然后在后背督脉上找到胸骨相对的位置进行刮痧，效果会更好。

【症状】 本病初起见颈肩部疼痛不适，颈项强直；神经根受压时，出现颈肩痛、颈枕痛；臂丛神经受压时，出现颈、肩、臂的放射痛，伴有手指麻木、肢冷、上肢沉坠，抬手无力；椎动脉受压时，常有眩晕、头痛、头晕、耳鸣等，多在转动头部时诱发并加重。

【穴位选配】 风池、天柱、大椎、肩井、大杼、天宗、膈俞、肾俞、曲池、列缺、合谷（图 3-3）。

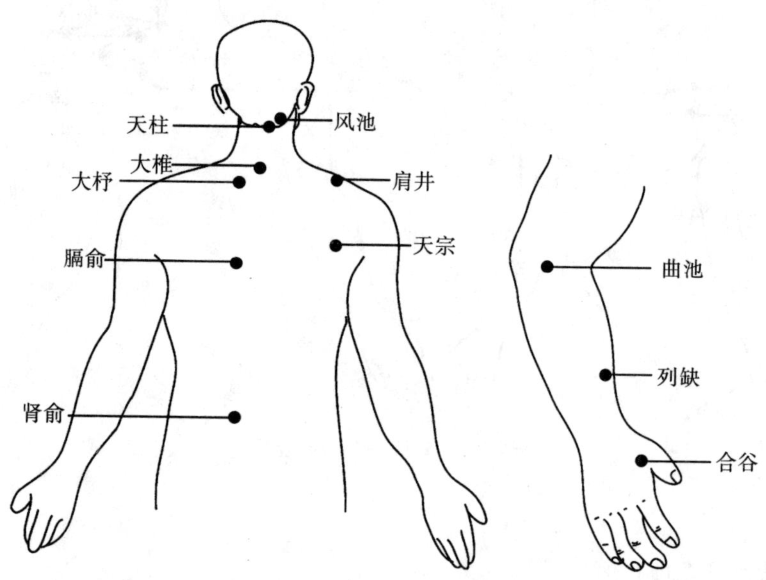

图 3-3 颈椎病刮痧穴位图

【刮拭方法】

（1）选择刮板的一角，沿后颈部刮拭风池、天柱至大椎，以出痧为度。

（2）刮板下缘的 1/3 接触皮肤，用泻法从颈部分别向两侧肩峰刮肩井、再从上往下刮大杼、天宗穴部位，以出痧为度。

（3）手法如上，刮拭背部膈俞、肾俞穴，以出痧为度。

（4）选择刮板的一角，向下按压列缺、曲池、合谷穴，逐渐加力，停留数秒后迅速抬起，各 30 次。

【刮痧疗程】 3~7 次为一个疗程，治疗周期根据疾病的缓急、病程的长短而定。

【注意事项】

（1）刮痧同时最好配合针灸、按摩等。

（2）减少伏案工作时间，常锻炼颈肩部。

（3）枕头高低要适中。

第四节　慢性腰痛

慢性腰痛主要是指腰骶部肌肉、筋膜、韧带等软组织的慢性损伤而引起的慢性疼痛。中医学认为，本病多由外感风寒、湿邪，肾虚等导致。患者经常刮拭颈部及腰区大肠俞穴周围，腰痛会有所缓解。

【症状】临床表现为长期、反复发作的腰背部疼痛，时轻时重，劳累负重后疼痛加剧，卧床休息后减轻，阴雨天加重；腰腿活动无明显障碍，但是部分患者伴有脊柱变形侧弯、腰肌痉挛、下肢有牵涉痛等。

【穴位选配】大椎、大杼、肝俞、大肠俞、腰俞、委中、承山、环跳、阳陵泉、悬钟、昆仑、束骨、京骨（图 3-4）。

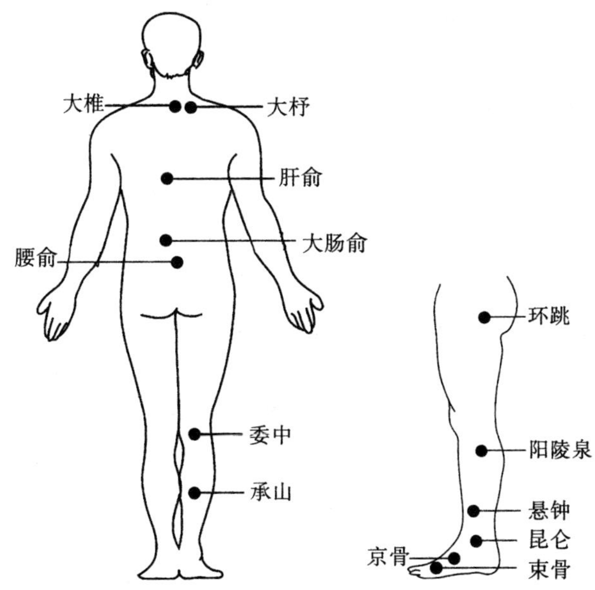

图 3-4　慢性腰痛刮痧穴位图

【刮拭方法】

（1）面刮法刮大椎向下至腰俞穴处，再从大杼经肝俞穴刮至腰骶部，以出痧为度。

（2）选择刮板的一角，泻法刮拭下肢从委中沿小腿后侧向下经承山刮至昆仑穴，以出痧为度。

（3）刮足部的京骨、束骨穴。

（4）有下肢放射性疼痛者，加刮环跳穴并沿大腿后侧经、委中刮至承山穴，刮阳陵泉经悬钟至昆仑穴。

【刮痧疗程】每天刮拭1次，10天为一个疗程。治疗周期根据疾病缓急、病程长短而定。

【注意事项】

（1）凡腰椎结核及肿瘤者，不宜做刮痧治疗。

（2）凡肾虚引起的腰痛禁用泻法刮拭。

（3）刮痧时可采取局部与远端相结合的循经刮拭方法，并配合推拿、热敷同时进行，严重者可考虑手术。

（4）保持正确的坐姿和站姿，加强腰背肌的锻炼，进食后不要立即平卧（可散步），节制房事。

（5）保护好腰部，避免受风寒。

第五节　坐骨神经痛

坐骨神经痛是由于坐骨神经根受压所致，以疼痛放射至一侧或双侧臀部股（大腿）后侧为特征的一种病症。坐骨神经痛有原发和继发两类，前者起病突然，沿坐骨神经通路有放射性疼痛和明显的压痛点；后者大多可查到原发病，常伴有腰部活动受限，排便时加重，下肢有放射性疼痛。患者可以经常从骨盆上缘由中间向两旁刮拭，看到有紫痧出现后，疼痛可以得到有效缓解。

【症状】疼痛表现为间断或者持续的锐痛、钝痛、刺痛或灼痛，一般只发生在身体一侧，可因咳嗽、喷嚏、弯腰、举重物而加重。

【穴位选配】腰俞、大肠俞、殷门、委中、承山、阳陵泉、悬钟、昆仑、环跳、承扶（图3-5）。

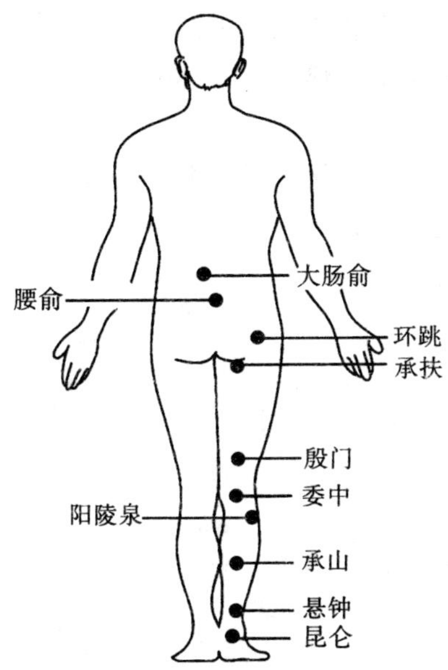

图 3-5 坐骨神经痛刮痧穴位图

【刮拭方法】

（1）用面刮法刮拭大肠俞、腰俞穴至出痧。

（2）用面刮法刮拭下肢后侧承扶、殷门、委中、承山穴。

（3）用面刮法刮拭下肢外侧环跳、阳陵泉、悬钟、昆仑穴。

【刮痧疗程】 每天刮拭 1 次，7 天为一个疗程。治疗周期根据疾病缓急、病程长短而定。

【注意事项】

（1）刮痧时，应同时对原发病进行治疗。

（2）治疗期间应卧床休息、调节饮食、注意保暖、适当锻炼、节制房事。

第六节 膝关节痛

膝关节痛是一种老年人常见的症状，常常引起行动不便，活动受限。刮痧非常善于治关节之症。因此，当感觉膝关节痛时，可以及时地刮拭一下膝关节周围，疼痛很快就能有所缓解。

【症状】最常见症状就是疼痛，关节常出现僵硬、肿胀以及屈伸活动受限。

【穴位选配】血海、内膝眼、阴陵泉、外膝眼、膝阳关、阳陵泉、足三里、梁丘（图 3-6）。

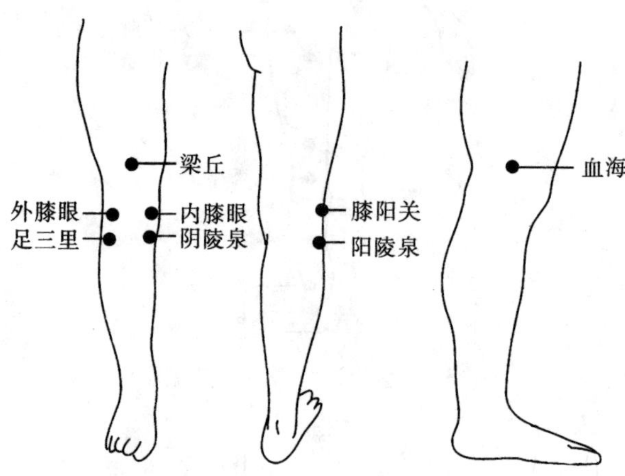

图 3-6　膝关节痛刮痧穴位图

【刮拭方法】

（1）坐位屈膝，用点按法点按双膝膝眼穴。

（2）用面刮法从上向下刮拭膝关节外上方梁丘穴。

（3）用面刮法从上向下刮拭膝阳关穴至阳陵泉穴。

（4）用面刮法刮拭腿外下方足三里穴。

（5）用面刮法从上向下刮拭膝关节内上方血海穴。

（6）用面刮法从上向下刮拭膝关节内下方阴陵泉穴。

【刮痧疗程】治疗周期根据疾病缓急、病程长短而定。

【注意事项】

（1）患者平时应注意保暖，避免肢体过度劳累。

（2）刮痧时，可配合推拿、中药熏洗、热敷等疗法同时进行。

（3）组织损伤性膝关节痛 24 小时内不宜做关节部位刮痧。

（4）膝关节韧带损伤严重或关节肿胀，内有积液者，不宜局部刮拭。

第七节　足　跟　痛

脚支撑着我们全身的重力，而足跟则是重要的受力点，如果长期负重得不到很好地保养，足跟部的软组织就可能会出现损伤，如发生跟腱炎、滑膜炎或足跟部某些骨头长出骨刺，这些都会造成足跟部疼痛。足跟痛非小病，宜培补肾精，肾精不足，无力生髓充骨，足跟失养，则疼痛乃发。病发时，刮拭承山穴、太溪穴，能快速缓解疼痛。另外，在刮痧期间应适当休息，少走路，宜穿宽松柔软、轻便舒适的鞋。

【症状】多在一侧发病，也可两侧同时发病，疼痛轻重不一。

【穴位选配】委中、承山、跗阳、申脉、昆仑、太溪、照海、水泉、大陵、涌泉（图3-7）。

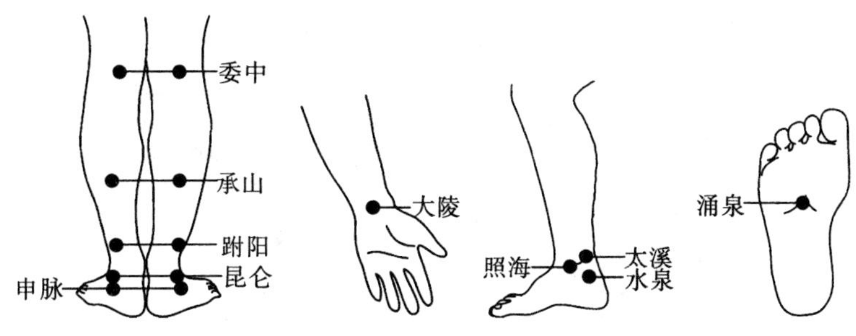

图3-7　足跟痛刮痧穴位图

【刮拭方法】

（1）以面刮法从上向下刮拭患侧上肢心包经大陵穴。

（2）以面刮法从上向下刮拭患侧下肢委中穴至承山穴。

（3）以面刮法从上向下刮拭患侧跗阳穴至申脉穴。

（4）用平面按揉法按揉足部太溪穴、水泉穴、照海穴。

（5）用平面按揉法刮拭患侧足底涌泉穴。

【刮痧疗程】每天刮拭1次，7天为一个疗程。治疗周期根据疾病缓急、病程长短而定。

【注意事项】

急性期疼痛应卧床休息，缓解后应减少行走、站立和负重。宜穿软底鞋，每天睡前用热水泡脚。

第八节　风湿性关节炎

风湿性关节炎是一种与链球菌感染有关的变态反应性疾病，主要发生在四肢大关节，是风湿热的主要表现之一。好发于青壮年，以女性多见。

【症状】表现为游走性多发性关节炎，多对称性地累及膝、踝、肩、腕、肘、髋等大关节，关节局部红肿热痛，但不化脓，可同时累及几个大关节，也可波及手、足小关节及脊柱关节。

【穴位选配】风池、风府、大椎、肩井、腰阳关、下髎、上髎、云门、中府、肩髃、肩髎、肩贞、曲池、手三里、外关、阳池、环跳、风市、阳陵泉、足三里、三阴交、尺泽、曲泽、委阳、委中、梁丘、血海、解溪、太溪、丘墟（图 3-8）。

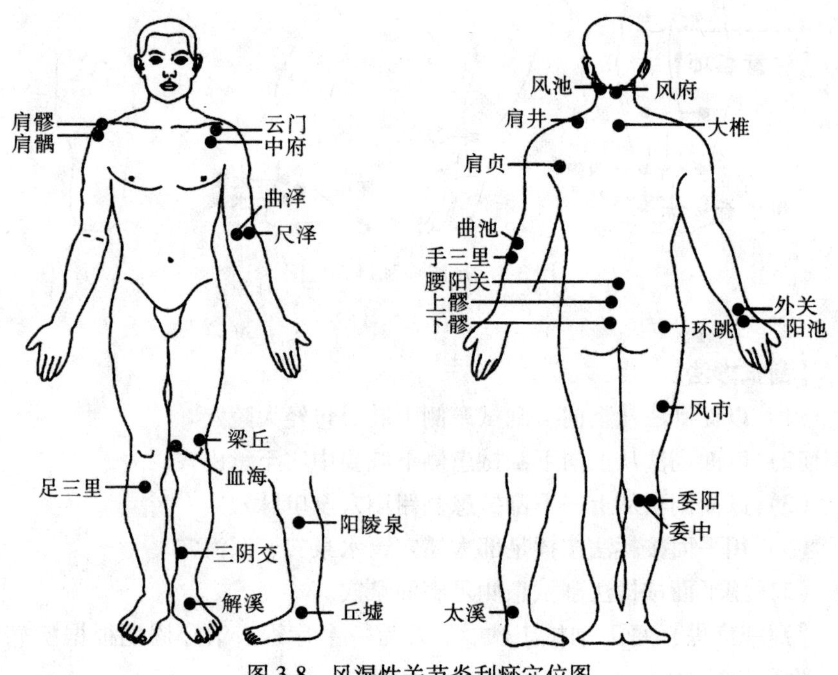

图 3-8　风湿性关节炎刮痧穴位图

【刮拭方法】

（1）用刮板下缘的1/3接触皮肤，向刮拭方向倾斜45°，用长刮法刮风池、风府穴至发际，重复30次或以出痧为度。

（2）手法如上，用长刮法从大椎刮至肩井穴，重复30次或以出痧为度。

（3）手法如上，用长刮法刮背部，从颈后大椎刮至与腰阳关穴齐平，各30次或以出痧为度。

（4）选择刮板的一角，从下髎刮至上髎穴，以出痧为度。

（5）刮拭肩部云门至中府，背侧肩髃、肩髎至肩贞穴；前臂曲池至手三里，外关至阳池穴；大腿侧面环跳至风市穴；小腿外侧阳陵泉至足三里穴，以出痧为度。

（6）选择刮板的一角，点按上肢关节群（尺泽、曲泽、外关穴）和下肢关节穴位群（委阳、委中、梁丘、血海、足三里、解溪、太溪、丘墟穴），做柔和的旋转动作30次。

【刮痧疗程】 每天刮拭1次，10天为一个疗程。治疗周期根据疾病缓急、病程长短而定。

【注意事项】

（1）本病应积极配合中西医药物治疗。

（2）急性发作期应卧床休息。

第九节　类风湿性关节炎

类风湿性关节炎是一种以关节病变为主要特征的慢性、全身性、免疫系统异常的疾病。患者可重点刮拭四肢的“阿是穴”，一般治疗7次后，疼痛能明显减轻。两个疗程后，疼痛会很大程度上减轻，关节红肿也会减轻很多。

【症状】 早期有游走性的关节疼痛、肿胀和功能障碍，晚期则出现关节僵硬、畸形、肌肉萎缩和功能丧失。

【穴位选配】 风池、肩井、大椎、至阳、命门、腰阳关、支沟、外关、阳池、关元俞、次髎、合谷、委中、承山、曲泽、曲池、内关、劳宫、中冲、梁丘、犊鼻、足三里、解溪、内庭（图3-9）。

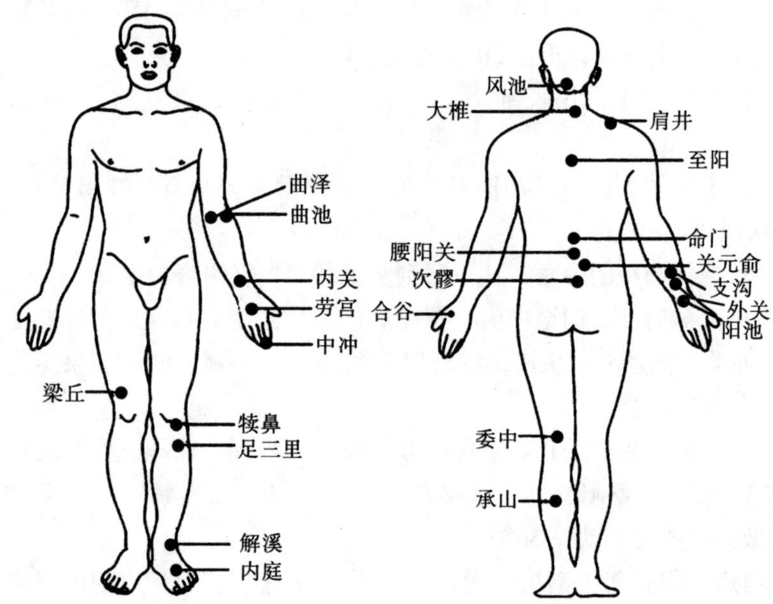

图 3-9 类风湿性关节炎刮痧穴位图

【刮拭方法】

（1）俯卧位，用刮板下缘的 1/3 接触皮肤，向刮拭方向倾斜 45°，分别从大椎向下刮至腰阳关、关元俞、次髎穴，以出痧为度。

（2）俯卧位，由风池穴刮至肩井穴，以出痧为度。

（3）下肢由梁丘穴刮至内庭穴，以出痧为度。

（4）由委中穴经承山穴刮至小趾端。

（5）上肢由支沟穴至外关穴、阳池刮至指端。

（6）上肢由曲泽穴、曲池穴刮至内关、劳宫、中指指端中冲穴。

【刮痧疗程】每天刮拭 1 次，10 天为一个疗程。同时应积极配合中西医药物治疗。

【注意事项】

（1）本病应积极配合中西医药物治疗。

（2）急性发作期应卧床休息。

第十节　痔　　疮

痔疮是指直肠下端黏膜和肛管远侧端皮下的静脉曲张呈团块状或半球状隆起的肉球（又叫痔核）。中医学认为，本病多因久坐、久立、负重远行或饮食失调、嗜食辛辣肥甘、泻痢日久、劳倦过度等导致气血运行不畅，络脉瘀阻，蕴生湿热而引发。得了痔疮是件既痛苦又尴尬的事，而且得过一次痔疮后，极易复发。刮痧是治疗痔疮的有效方法之一。一般刮拭4次，肿块便会缩小，疼痛有所缓解。

【症状】临床的主要症状表现为便后出血，色鲜红，附在粪便的表面；肛门周围可有疼痛感；痔核可出现肿胀、疼痛、瘙痒、出血，排便时可脱出肛门。

【穴位选配】百会、肾俞、白环俞、长强、商阳、关元、孔最、承山（图3-10）。

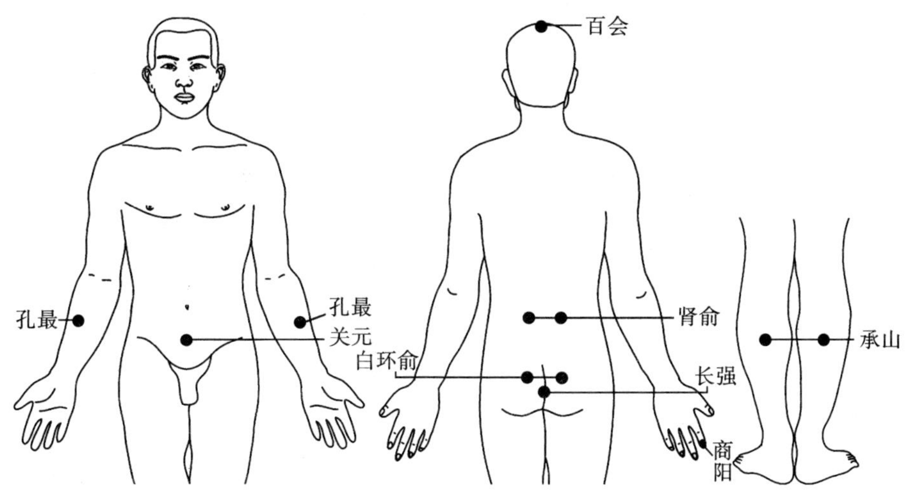

图3-10　痔疮刮痧穴位图

【刮拭方法】

（1）用单角刮法刮拭头顶百会穴。

（2）用面刮法刮拭关元穴。

（3）用推刮法刮拭示指商阳穴。

（4）以面刮法刮拭上肢孔最穴。

（5）用面刮法或平面按揉法刮拭承山穴。

【刮痧疗程】每天刮拭1次，7天为一个疗程。治疗周期根据疾病缓急、病程长短而定。

【注意事项】

（1）少食辛辣、刺激性食物，多食蔬菜、水果及粗纤维食物。

（2）保持排便通畅，养成定时排便的习惯。

（3）经常做提肛锻炼，增强肛门括约肌的功能。

（4）避免久坐或久站。

第四章　妇科常见病刮痧疗法

第一节　痛　　经

痛经是指妇女月经来潮及行经前后出现小腹胀痛和下腹剧痛等症状，有原发性和继发性之分。原发性痛经指生殖器官无明显器质性病变的月经疼痛，又称功能性痛经，常发生在月经初潮或初潮后不久，多见于未婚或未孕妇女，多数经生育后痛经缓解或消失；继发性痛经指生殖器官有器质性病变如子宫内膜异位症、盆腔炎和子宫黏膜下肌瘤等引起的月经疼痛。患者可在腰部、腹部以及臀部进行大范围刮拭，能有效缓解痛经症状和预防痛经，而且可以令人的气色变得越来越好。但是对于由之功内膜异位症、盆腔炎和子宫黏膜下肌瘤等引起的月经疼痛，要在刮痧治疗的同时积极治疗引起痛经的器质性病变。

【症状】下腹部出现痉挛性疼痛，并伴有全身不适。

【穴位选配】关元、中极、子宫、血海、三阴交、次髎、期门、归来、内关、地机、光明、阳辅、气海、水道、阴市、命门、中脘、足三里、心俞、肝俞、脾俞、肾俞、太冲、太溪（图 4-1）。

【刮拭方法】

（1）患者取仰卧位，刮拭关元、中极、子宫、血海、三阴交穴。

（2）患者取俯卧位，刮拭肝俞、次髎穴，视病情虚实，分别施以不同的补泻刮法。

（3）气滞血瘀者，仰卧位加刮期门、归来、内关、地机、光明、阳辅穴。

（4）寒湿凝滞者，仰卧位加刮气海、水道、阴市穴，俯卧位加刮命门穴。

（5）气血虚弱者，仰卧位加刮中脘、气海、足三里穴，俯卧位加刮心俞、脾俞穴。

（6）肝肾不足者，仰卧位加刮太冲、太溪穴，俯卧位加刮肾俞穴。

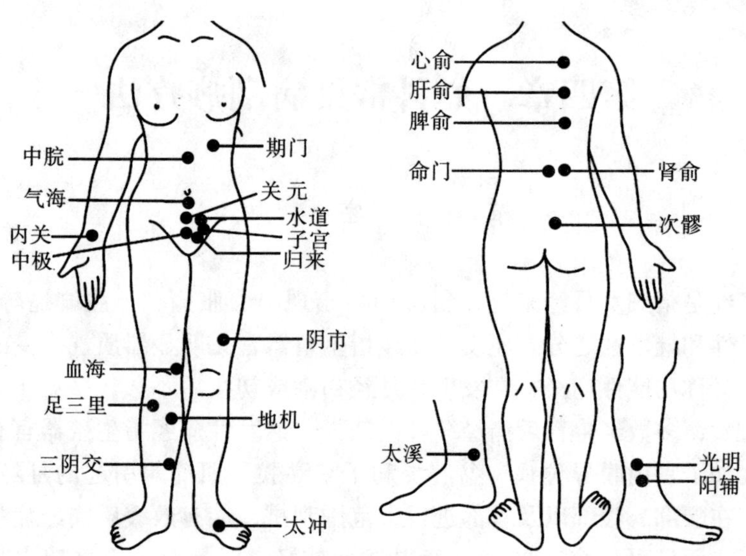

图 4-1 痛经刮痧穴位图

【刮痧疗程】 痛经刮痧以月经期 1 周内刮拭效果最好，可以避免或减轻痛经的症状。

【注意事项】

（1）当刮痧治疗痛经缓解后，平日可以经常刮拭腰部、腹部以及臀部进行妇科保健。

（2）注意经期卫生，勤换卫生巾和内裤。

（3）月经期禁止房事。

（4）注意保暖，忌涉水、游泳。

（5）避免精神紧张、恐惧、忧虑和烦恼。

（6）适当进行体育锻炼和体力劳动，不宜做剧烈运动，注意休息。

第二节 月经不调

月经不调是指月经的周期、经期、经量、经质发生异常改变的一种妇科疾病。大多患者为体质虚弱或内分泌失调所致。凡是月经周期出现异常，都属于月经不调，发生的原因有很多方面，如内外环境的改变、过度的精神刺激、饮食因素和其他疾病的影响。它并不是大病，只要坚持科学调理，就能慢慢治愈。

【症状】临床症状主要表现为经期超前或延后、经量或多或少、色淡红或暗红、有血块，经质清稀或赤稠，并伴有头晕、心悸、心烦易怒、睡眠较差、腰酸腰痛、精神疲倦等。

【穴位选配】期门、天枢、气海、关元、归来（图 4-2）。

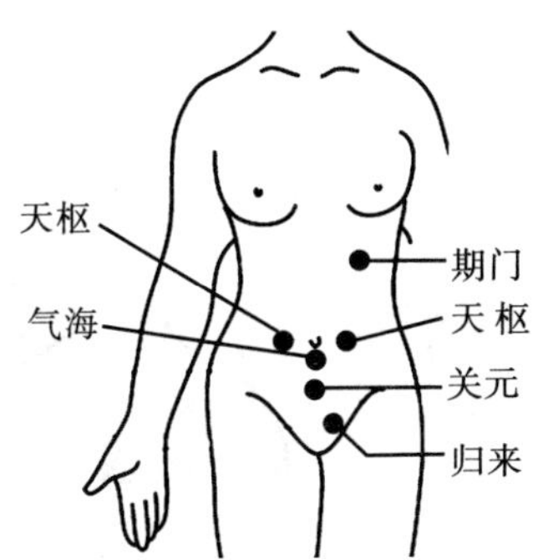

图 4-2　月经不调刮痧穴位图

【刮拭方法】

（1）用面刮法从上向下刮拭气海穴至关元穴。

（2）用面刮法从内向外刮拭腹部期门穴。

（3）用面刮法刮拭腹部双侧天枢穴。

（4）用面刮法刮拭胃经双侧归来穴。

【刮痧疗程】刮痧治疗时应避开月经期。每天刮拭 1 次，7 天为一个疗程。治疗周期根据疾病缓急、病程长短而定。

【注意事项】

（1）注意经期卫生，保持阴部清洁，应特别注意下半身的保暖。

（2）生活有规律，保持心情舒畅，适当锻炼身体和参加轻体力劳动。

（3）经期严禁性生活。

（4）戒烟，忌食辛辣、刺激性食物，适当补血。

第三节 闭　　经

闭经又称经闭，是指女子年过 18 岁后，月经仍未来潮，或曾经来而又中断达 3 个月以上的病症。中医学认为闭经可分为血枯闭经和血滞闭经两大类。先天肾气不足，或后天肝肾亏损，或反复出血而闭经为血枯闭经；精神刺激，郁怒伤肝，肝气郁结，或经期受凉，导致闭经为血滞闭经。其中血枯闭经应用补法刮拭，血滞闭经应用平补平泻法刮拭。

【症状】妇女超过 18 岁仍不来月经或已经建立了正常月经周期后，连续 3 个月以上不来月经。

【穴位选配】膈俞、脾俞、肾俞、次髎、血海、足三里、地机、丰隆、三阴交、太冲（图 4-3）。

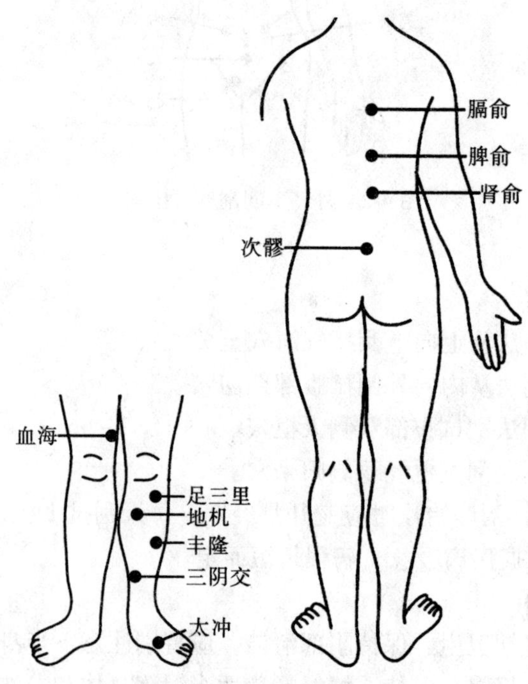

图 4-3　闭经刮痧穴位图

【刮拭方法】

（1）用面刮法从上向下刮拭背部双侧膈俞、脾俞、肾俞、次髎穴。

（2）用面刮法从上向下刮拭腹部气海穴至中极穴。

（3）用面刮法从上向下刮拭血海穴至三阴交穴。

（4）用面刮法从上向下刮拭足三里穴至丰隆穴。

（5）用垂直按揉法按揉足背太冲穴。

【刮痧疗程】 每天刮拭 1 次，7 天为一个疗程。治疗周期根据疾病缓急、病程长短而定。

【注意事项】

（1）注意将闭经和早期妊娠相鉴别。

（2）避免过度疲劳和精神刺激，调适情志，劳逸结合，适当参加体育锻炼。

（3）调节饮食，注意蛋白质等的摄入，避免过分节食或减肥，造成营养不良引发此病。

（4）注意经期及产褥期卫生。

第四节　外 阴 瘙 痒

外阴瘙痒不是一种独立存在的疾病，而是各种不同程度的病变所引起的一种症状，一般属中医“阴痒”、“阴蚀”等病症范畴。一般多见于中年妇女。当瘙痒严重时，患者多坐卧不安，以致影响正常的生活和工作。此时，可重点刮拭三阴交穴，能够快速地缓解外阴瘙痒。另外，注意局部卫生是预防此病的重要方法。

【症状】 外阴瘙痒多位于阴蒂、小阴唇，也可波及太阴唇、会阴甚至肛周等皮损区，常呈阵发性发作，也可为持续性，一般夜间加重。无原因的外阴瘙痒一般发生于生育年龄或绝经后妇女，多波及整个外阴部，也可仅局限于某部或单侧外阴，虽瘙痒严重，甚至难以忍受，但局部皮肤和黏膜外观正常，或仅见因搔抓过度而致的抓痕和血痂。

【穴位选配】 中极、三阴交、太冲穴（图 4-4）。

【刮拭方法】

（1）用面刮法从上到下刮拭中极穴。

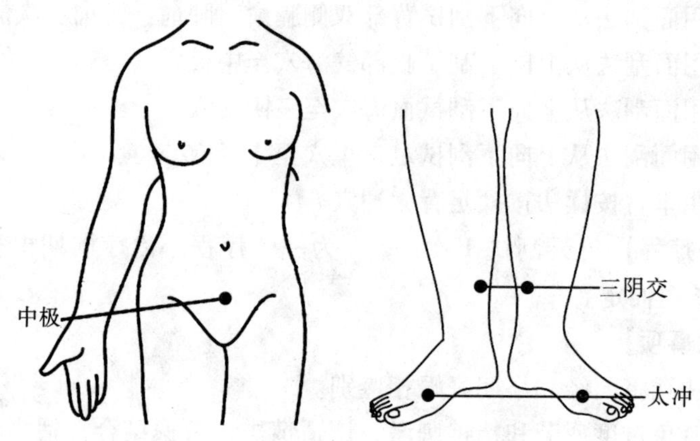

图 4-4 外阴瘙痒刮痧穴位图

（2）用平面按揉法或面刮法刮拭下肢三阴交穴。

（3）用垂直按揉法按揉肝经太冲穴。

【刮痧疗程】 每天刮拭 1 次，7 天为一个疗程。治疗周期根据疾病缓急、病程长短而定。

【注意事项】

（1）注意经期卫生，保持阴部清洁，应特别注意下半身的保暖。

（2）生活有规律，保持心情舒畅，适当锻炼身体和参加轻体力劳动。

（3）经期严禁性生活。

（4）戒烟，忌食辛辣、刺激性食物。

第五节 乳腺增生

乳腺增生是由内分泌失调引发的乳腺疾患，是困扰女性的常见病之一，70%~80%的女性都有不同程度的乳腺增生，多见于 25~45 岁的女性。这时可重点刮拭膻中穴、肝俞穴等，刮拭 3 次后，患者乳腺增生及头晕、烦躁等症都会得到明显的缓解。

【症状】 突出症状是月经前乳房疼痛明显，多为乳房外上侧及中上部疼痛明显，月经后疼痛减退或消失，乳房内能够触及大小不等的包块或条索状增生物。

【穴位选配】 肩井、天宗、肝俞、屋翳、膻中、乳根、膺窗、外关、阳陵泉、足三里、丰隆、太溪、侠溪、行间、期门、膏肓、胆俞（图4-5）。

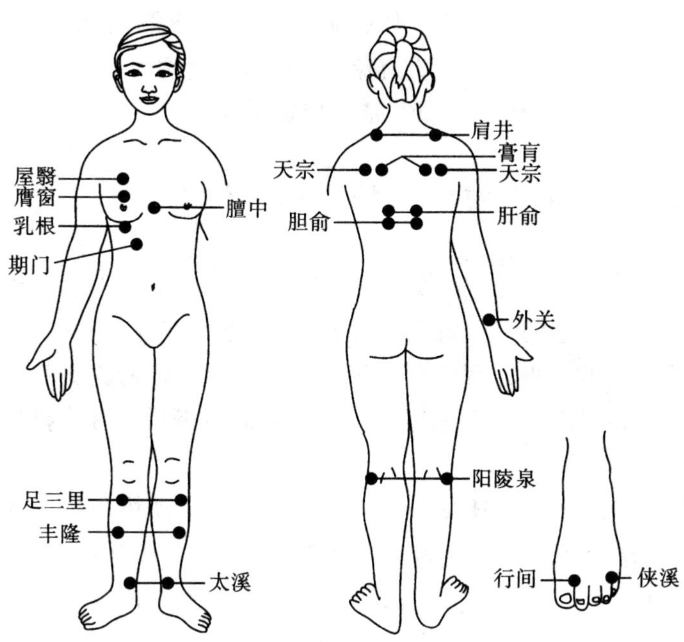

图 4-5　乳腺增生刮痧穴位图

【刮拭方法】

（1）以单角刮法自上而下刮拭膻中穴。

（2）用面刮法从内向外刮拭屋翳穴。

（3）用面刮法从内向外刮拭期门穴。

（4）以面刮法由内向外刮拭肩井穴。

（5）用单角刮法自上而下刮拭肩部天宗穴。

（6）以面刮法刮拭膏肓穴、膈俞穴至胆俞穴。

【刮痧疗程】 每天刮拭 1 次，7 天为一个疗程。治疗周期根据疾病缓急、病程长短而定。

【注意事项】

（1）背部刮痧后会出现痧斑或疼痛、结节等阳性反应，痧斑或阳性反应的形态常常提示胸部乳腺的增生形态、性质和程度。刮拭出痧或疼痛减轻、结节等阳性反应减轻或消失都是乳腺增生好转或减轻的表现。

（2）解除患者的思想压力，使其能够心情愉快地配合治疗。

（3）增加营养，充分休息，避免食用刺激性食物。

（4）本病有 2%~3%的恶变可能，应定期复查。

第六节 女性更年期综合征

女性更年期综合征是指妇女进入绝经期前后，由于卵巢功能衰退、雌激素水平下降而引起的一种病症。很多人认为更年期十分可怕，其实更年期只是一个正常的生理过程，只需积极地调理就可以避免更年期综合征。这时，可重点刮拭三焦经上的疼痛点，打通此经络后，可改善精神疲倦、烦躁易怒等症。

【症状】主要表现为月经不规律、烦躁易怒、潮热汗出、腰膝酸软、失眠多梦、头晕耳鸣、健忘多疑、性欲减退、乏力、注意力不集中等。

【穴位选配】百会、肝俞、肾俞、中注、大赫、神门、内关、太冲、太溪（图 4-6）。

【刮拭方法】

（1）用单角刮法刮拭头部百会穴。

（2）用面刮法从上向下刮拭肝俞穴至肾俞穴。

（3）用面刮法从上向下刮拭腹部中注穴至大赫穴。

（4）用面刮法刮拭上肢神门穴、内关穴。

（5）用垂直按揉法按揉足部太冲穴。

（6）用平面按揉法按揉太溪穴。

【刮痧疗程】每天刮拭 1 次，7 天为一个疗程。治疗周期根据疾病缓急、病程长短而定。

【注意事项】

（1）患者应保持乐观、积极的心态去看待更年期，并定期去医院

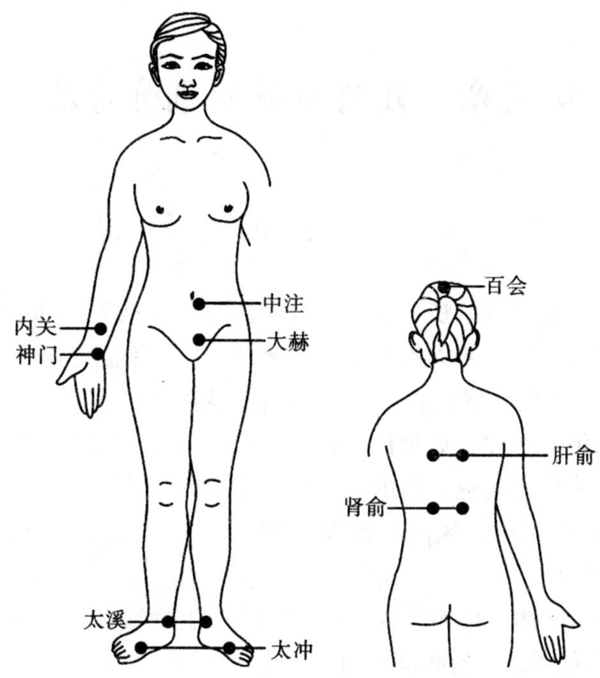

图 4-6　更年期综合征刮痧穴位图

体检。

（2）加强营养，多做户外运动。多吃富含雌激素的食物及生菜和蛋白质补充品（尤其是低血糖患者），限用少量的酸酪乳或酸奶，少喝含咖啡因的饮品。

第五章　儿科常见病刮痧疗法

第一节　小儿感冒

感冒是小儿最常见的疾病，若不及时治疗可发展为相邻器官的继发感染，引发各种并发症，所以小儿感冒虽然常见，但不能忽视。

【症状】儿童患感冒时往往上呼吸道症状如鼻塞、流鼻涕、咽喉肿痛等不明显，而消化道症状如食欲不振、呕吐、腹痛、腹泻等却较明显；婴幼儿感冒时常常发生高热，有的患儿甚至发生惊厥。

【穴位选配】大椎、风池、肺俞、中府、孔最、足三里（图 5-1）。

【刮拭方法】

（1）用单角刮法刮拭风池穴，并用面刮法刮颈部大椎穴及肺俞穴。

（2）用单角刮法刮前胸部中府穴，由内而外。

（3）用面刮法从上而下刮拭手臂孔最穴和下肢足三里穴。

【刮痧疗程】根据疾病的缓急、病程长短而决定。

【注意事项】　饮食宜清淡少油腻，既满足营养的需要，又能增进食欲。选择容易消化的流质饮食如菜汤、稀粥、蛋汤、蛋羹、牛奶等。

第二节　小儿咳嗽

咳嗽是呼吸系统疾病中最常见的一个症状，可由多种病因引起。引起小儿咳嗽的原因，一般分为呼吸道内与呼吸道外两大类。

【症状】咳嗽一年四季都可发生，但以春、冬季最为多见。根据中医辨证，分为小儿“外感咳嗽”和小儿“内伤咳嗽”两种。外感咳嗽，咳嗽有痰，鼻塞、流涕、恶寒、头痛、苔薄。若为风寒者，兼见痰、涕清稀色白；恶寒重而无汗；苔薄白、指纹浮红。若为风热者，兼见痰、涕黄稠；稍畏寒而微汗出；口渴、咽痛、发热；苔薄黄、指纹浮红。内伤咳嗽，久

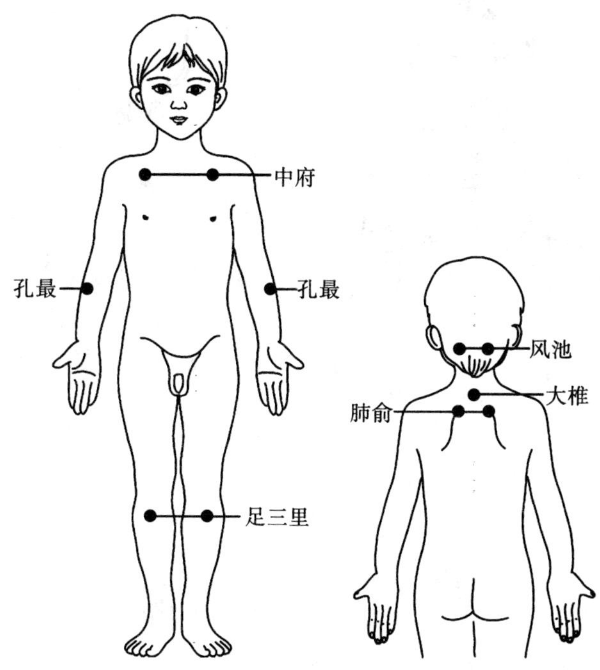

图 5-1 小儿感冒刮痧穴位图

咳，身微热或干咳少痰，或咳嗽痰多；食欲不振、神疲乏力、形体消瘦；苔薄色绛、指纹沉紫。

【穴位选配】 廉泉、人迎、中府、华盖、天突、璇玑、紫宫、玉堂、膻中、肺俞（图 5-2）。

【刮拭方法】

（1）用面刮法刮拭廉泉穴、人迎穴。

（2）用面刮法由上而下刮拭天突穴、中府穴、华盖穴、璇玑穴、紫宫穴、玉堂穴、膻中穴。

（3）用面刮法从上而下刮拭肺俞穴。

【刮痧疗程】 根据疾病的缓急、病程长短而决定。

【注意事项】 风寒咳嗽，宜食辛味带有温性的食品，如生姜、大蒜、羊肉等。

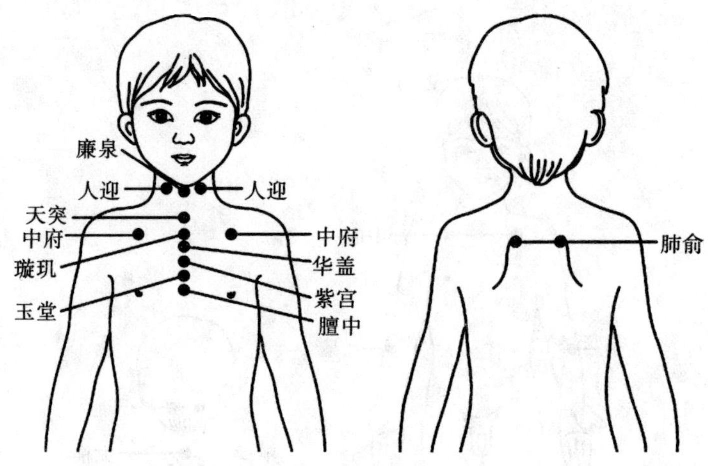

图 5-2　小儿咳嗽刮痧穴位图

第三节　小儿消化不良

小儿消化不良，又称婴幼儿腹泻，是一种常见的消化道疾病，主要发生于两岁以下的婴幼儿。现代医学一般认为，此病与饮食及小儿自身免疫系统有关。除此之外，小儿不良的生活习惯和气候突变也有可能导致本病发生。

【症状】小儿的排便次数增多且呈黄绿色，粪便稀薄并带有不消化的乳食和黏液。

【穴位选配】中脘、天枢、足三里、三阴交、脾俞、胃俞（图 5-3）。

【刮拭方法】

（1）用面刮法刮拭中脘穴、天枢穴。

（2）用面刮法刮拭脾俞穴、胃俞穴。

（3）用平面按揉法刮拭足三里穴。

（4）用平面按揉法刮拭三阴交穴。

【刮痧疗程】根据疾病的缓急、病程长短而决定。

【注意事项】引起消化不良的直接原因，大多是饮食不节制、暴饮暴食，以致损伤脾胃，导致消化、吸收功能失常。所以要给幼儿定时、定量

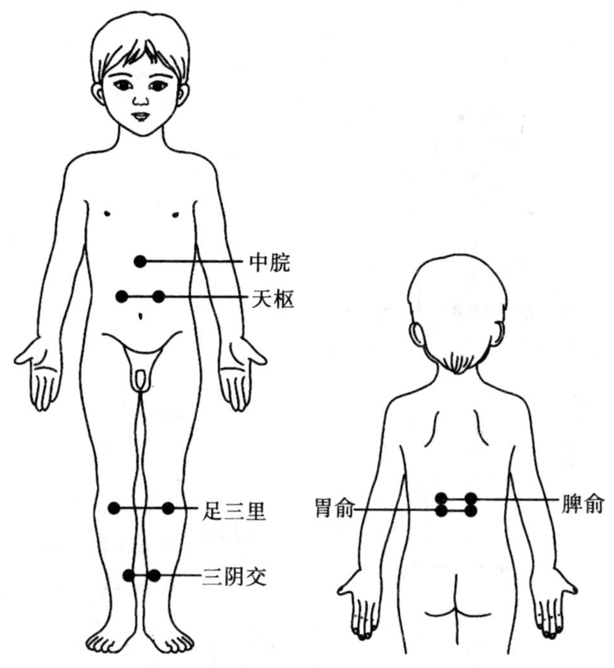

图 5-3　小儿消化不良刮痧穴位图

进食，不能采取填鸭式的喂哺方法，“宁可稍带几分饥，也不宜过分饱”，才可以保证脾胃消化食物和吸收营养的时间。消化不良的幼儿，宜多吃易消化的小米稀粥、藕粉、米汤等，忌食油腻、辛辣、坚硬食物。

第四节　小儿厌食症

小儿厌食是指小儿无其他慢性疾病，而较长时期食欲不振或食欲减退，甚至拒食的一种病症。长期厌食患儿可产生营养不良，体重减轻，抗病能力下降，甚至影响生长发育和智力发育。

【症状】食欲减退，食量减少，甚至拒食，粪便或干或稀，或有呕吐、泻泄。患儿精神尚可，长期厌食者，面色萎黄，消瘦疲乏，营养及发育状况较差。

【穴位选配】脾俞、胃俞、大肠俞、中脘、梁门、足三里（图 5-4）。

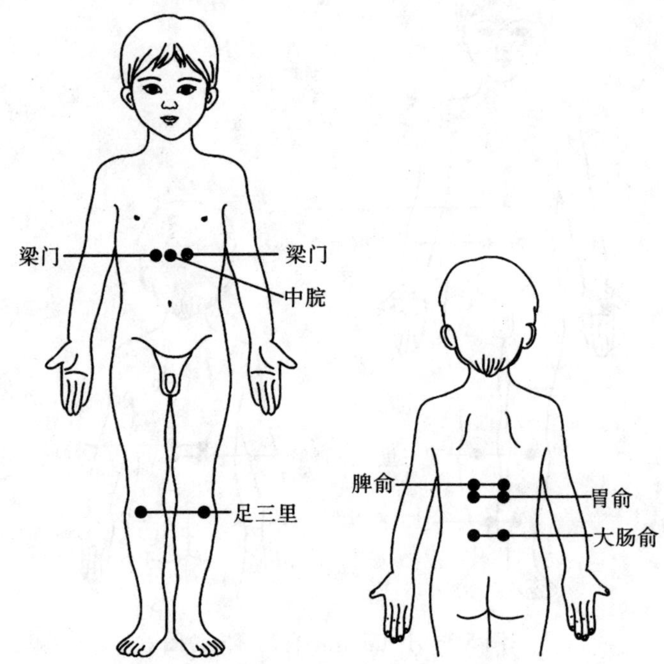

图 5-4 小儿厌食症刮痧穴位图

【刮拭方法】

（1）用面刮法从上向下刮拭背部膀胱经脾俞穴、胃俞穴至大肠俞穴。

（2）用面刮法从上向下刮拭腹部任脉中脘穴。

（3）用平面按揉法按揉下肢双侧足三里穴。

（4）用面刮法从上向下刮拭梁门穴。

【刮痧疗程】 根据疾病缓急、病程长短而决定。

【注意事项】

（1）生活有规律，睡眠充足，定时排便。

（2）饮食要有规律，保证饮食卫生，营养全面，多吃粗粮和水果蔬菜，节制零食和甜食，少喝饮料。

（3）改善进食环境，保持心情舒畅。

（4）避免“追喂”等过分关注孩子进食的行为。

（5）加强体育锻炼，不滥用保健品。

第五节 小儿便秘

小儿便秘是指小儿粪便秘结不通，或排便间隔时间超过 2 天以上，粪便质地干燥坚硬，难于排出。主要由于各种原因引起的肠道蠕动失常所致。

【症状】粪便干燥坚硬，难于排出，腹部胀满疼痛拒按，饮食减少，烦躁不安；或者虽便质不硬，但数日排便 1 次，用力难下，形体瘦弱，面色苍白。

【穴位选配】大肠俞、天枢、左侧腹结、足三里、支沟（图 5-5）。

【刮拭方法】

（1）用面刮法从上向下刮拭腹部天枢穴。

（2）用面刮法从上向下刮拭腹部左侧腹结穴。

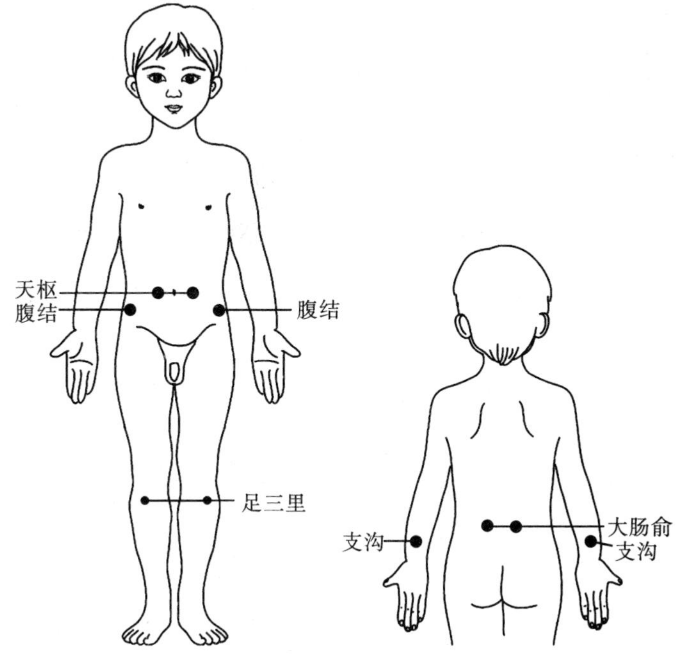

图 5-5 小儿便秘刮痧穴位图

（3）用面刮法刮拭背部大肠俞穴。

（4）用面刮法刮拭手臂背侧支沟穴。

（5）用面刮法依次刮拭下肢足三里穴。

【刮痧疗程】7次为一个疗程，根据病程长短决定治疗时间。

【注意事项】

（1）多吃新鲜蔬菜、水果和富含纤维素的食物，少食肥厚、辛辣的食物。

（2）多饮水，常做户外运动。

（3）体弱者应辅以缓泻药物。

第六章　皮肤科常见病刮痧疗法

第一节　皮肤瘙痒症

皮肤瘙痒症是指皮肤无原发性损害，只有瘙痒及因瘙痒引起的继发性损害的一种皮肤病。本病好发于老年人及成年人，多见于冬季。平时可经常刮拭大肠经，帮助身体祛除热毒后，皮肤瘙痒会得到不同程度的缓解。

【症状】根据临床表现，可分全身性皮肤瘙痒症和局限性皮肤瘙痒症两种。前者周身皆可发痒，部位不定，此起彼伏，常为阵发性，以夜间为重。患者因痒而搔抓不止，皮肤常有抓痕、血痂、色素沉着等，后者瘙痒仅局限于某一部位，常见于肛门、外阴、头部、腿部、掌部等。

【穴位选配】神阙、关元、肾俞、曲池、合谷、血海、足三里（图6-1）。

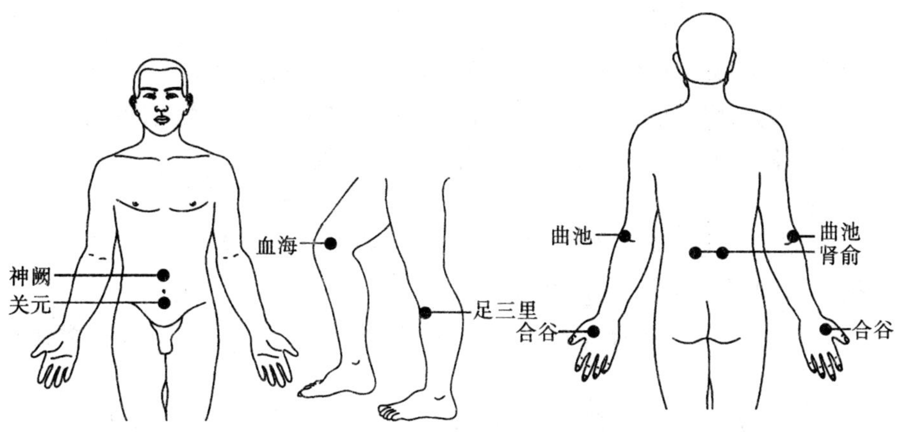

图 6-1　皮肤瘙痒症刮痧穴位图

【刮拭方法】

（1）用面刮法刮拭腹部神阙穴、关元穴。

（2）用面刮法刮拭背部肾俞穴。

（3）用面刮法从上向下刮拭曲池穴。

（4）用按揉法刮拭手背部双侧合谷穴。

（5）用面刮法刮拭下肢内侧血海穴。

（6）用平面按揉法按揉下肢外侧足三里穴。

【刮痧疗程】每天刮拭1次，3~5天即可明显见效。

【注意事项】

（1）生活有规律，注意保暖，避免冷热刺激，内衣以棉织品为宜。

（2）全身性瘙痒症患者应注意减少洗澡次数，洗澡时不要过度搓洗皮肤，不使用碱性肥皂。

（3）放松精神，避免恼怒忧虑。戒烟酒、浓茶、咖啡及辛辣刺激食物，饮食中注意补充脂肪。

（4）当皮肤发痒又发黄时，应到医院检查一下肝和胆，看是否患有胆结石。

第二节 荨 麻 疹

荨麻疹俗称“风疹块”，是由多种原因引起的皮肤、黏膜小血管扩张及通透性增强而出现的一种局限性水肿反应。荨麻疹的病发速度很快，而且很容易蔓延至全身。病发时，患者可以在患处刮痧，毒素快速排出后，荨麻疹就消失不见了。

【症状】患者皮肤骤然瘙痒异常，搔之疹块凸起，多成块成片，疏密不一。发作时间不定，一日可多次反复发作，多持续数小时后自然消退，不留痕迹。本病部位不定，可出现于身体任何部位，以上臂及股（大腿）内侧为多见。

【穴位选配】风池、膈俞、治痒、肝俞、肾俞、大肠俞、曲池、手三里、血海（图6-2）。

【刮拭方法】

（1）以单角刮拭头颈部双侧风池穴。

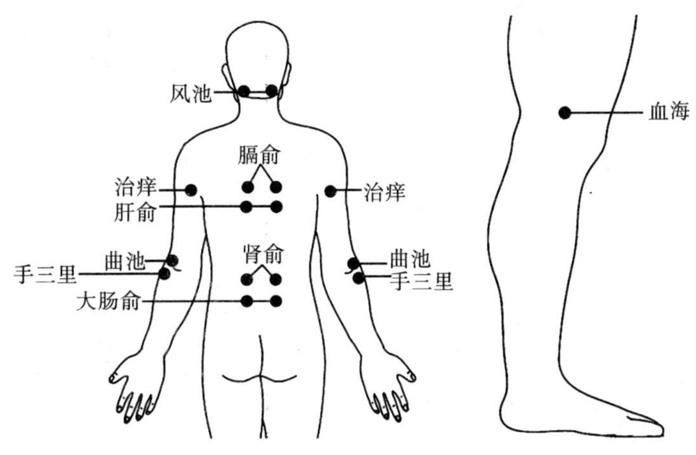

图 6-2　荨麻疹刮痧穴位图

（2）以面刮法刮拭背部膈俞穴至肝俞穴。

（3）以面刮法刮拭背部大肠俞穴。

（4）用面刮法刮拭上肢大肠经双侧曲池穴至手三里穴。

（5）用面刮法刮拭双侧奇穴治痒穴。

（6）用面刮法刮拭双侧下肢脾经血海穴。

【刮痧疗程】 病发时刮拭 1~2 次即可治愈，但较易复发。

【注意事项】

（1）忌食辛辣鱼腥发物和油炸肥腻食物。

（2）宜进清淡饮食，多休息，勿疲累，适度的运动。

（3）保持皮肤清洁，避免强烈搔抓患部，不用热水烫洗，不滥用刺激强烈的外用药物。

第三节　湿　　疹

湿疹是常见的皮肤病，是由多种内、外因素引起的真皮浅层及表皮炎症。皮肤病与肺经有关，肺经又与大肠经相表里，所以肺功能弱时，肺部的毒素就会从大肠排泄。如果大肠经不通，肺部的毒素就排不出去了，便在皮肤上表现出来，所以湿疹患者可以在大肠经上刮痧。

【症状】皮损呈多形性。可见潮红、皮疹、水疱，很快发生渗出、糜烂、结痂性损害，皮损处瘙痒难忍。进食鱼虾、饮酒、肥皂洗、热水烫均可使皮损加重。

【穴位选配】合谷穴、内关穴、足三里（图 6-3）。

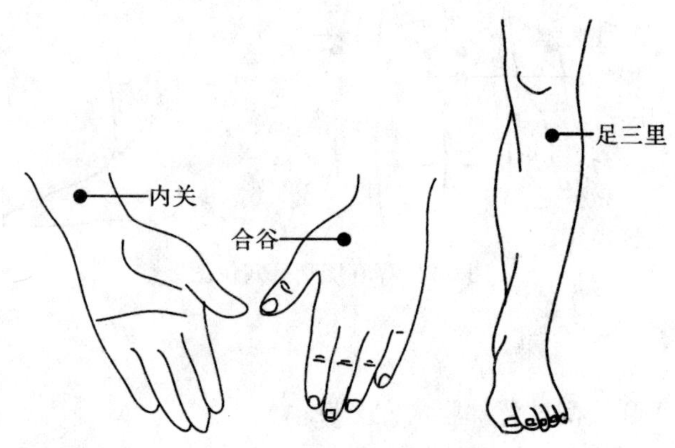

图 6-3　湿疹刮痧穴位图

【刮拭方法】

（1）用面刮法刮拭内关穴。

（2）用平面按揉法按揉合谷穴。

（3）用平面按揉法或面刮法刮拭下肢足三里穴。

【刮痧疗程】一般来说，刮拭 2~3 次后，症状会有所缓解。

【注意事项】

（1）饮食起居，生活规律，避免精神紧张；适当进行体育锻炼，劳逸结合。

（2）注意个人卫生，保持皮肤清洁，避免一切可能的刺激因素，切勿搔抓摩擦、热水烫洗、用碱性肥皂洗、使用刺激性强外用药物等。

（3）戒烟酒、浓茶、咖啡及辛辣刺激食物，饮食中注意补充脂肪。

第四节　痤　　疮

痤疮是发生在毛囊皮脂腺的慢性皮肤病，发生的因素多种多样，但最直接的因素就是毛孔堵塞。毛孔堵塞以后，毛囊里的油脂排不出来，越积越多就形成一个个小痘痘。可以刮拭背部的督脉和膀胱经的循行部位，每天刮拭 1 次，刮拭 1 个月，痤疮就能渐渐变淡、变少。

【症状】 面部、胸部、肩颈部、背部等局部皮肤表面出现疙瘩，形如粟米，有黑头，用力挤压，可见有白色黏液流出，易反复出现。

【穴位选配】 大椎、肺俞、脾俞、三焦俞、大肠俞、曲池、合谷、丰隆、太冲（图 6-4）。

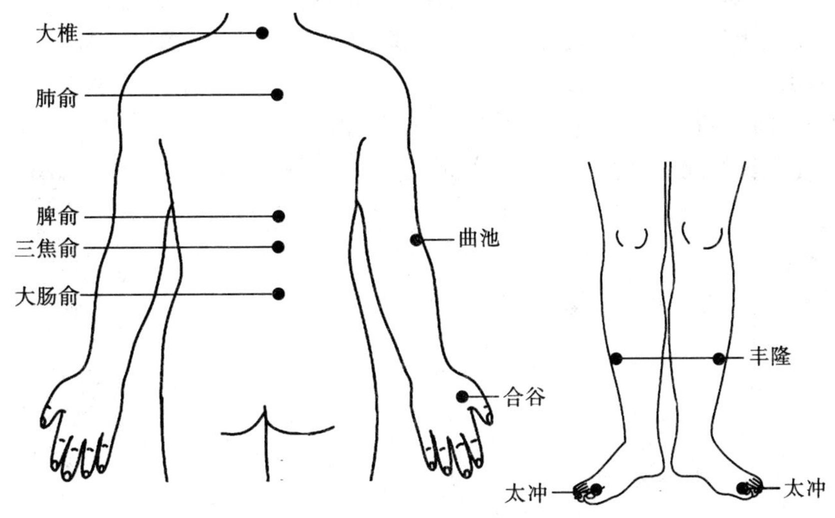

图 6-4　痤疮刮痧穴位图

【刮拭方法】

（1）用面刮法刮拭督脉大椎穴，膀胱经肺俞穴、脾俞穴、三焦俞穴、大肠俞穴。

（2）用面刮法从上向下刮拭上肢大肠经曲池穴。

（3）用平面按揉法按揉合谷穴，力度适中，时间 1~3 分钟。

（4）用面刮法从上向下刮拭下肢丰隆穴。

（5）用垂直按揉法按揉太冲穴，力度适中。

【刮痧疗程】 每天刮拭 1 次，7 天为一个疗程。

【注意事项】

（1）避免过多食用脂肪、糖类及辛辣刺激性食物，戒烟酒。

（2）平时多洗脸，不宜用油性化妆品。

第五节 神经性皮炎

神经性皮炎是一种皮肤神经功能障碍性疾病，以阵发性皮肤瘙痒和皮肤苔藓化为主症，好发于颈后及两侧、肘窝、腘窝、尾骶等处。中医认为此病主要以内因为主，由于心绪烦扰，七情内伤，内生心火而致。

【症状】初起皮疹较红，瘙痒较剧。夜间尤甚，热烫可使瘙痒加剧。搔后出现针头大小、不规则或多角形扁平丘疹，呈皮肤色或浅褐色，高出皮肤表面。病久，局部皮肤粗糙、肥厚，皮纹加深，呈苔藓样变。

【穴位选配】风池、天柱、肺俞、曲池、血海、足三里、委中（图6-5）。

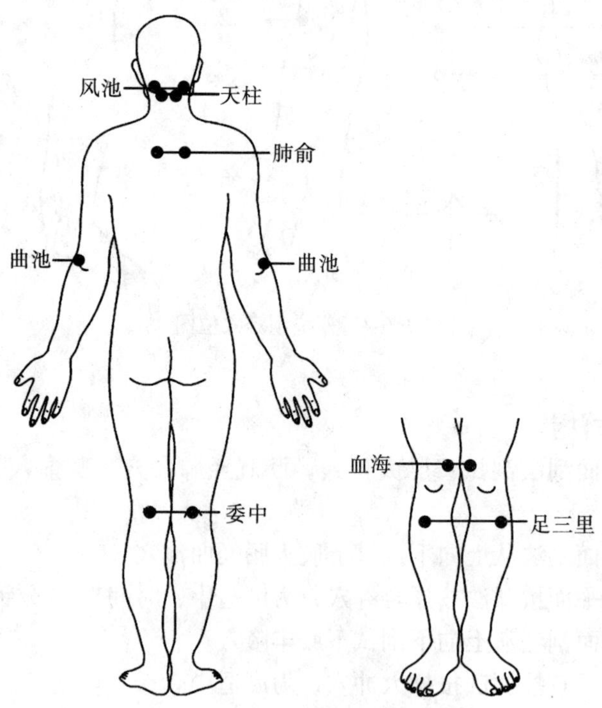

图6-5 神经性皮炎刮痧穴位图

【刮拭方法】

(1) 用单角刮法刮拭后头部双侧风池穴。

(2) 用面刮法从天柱穴刮至肺俞穴。

(3) 用面刮法从上向下刮拭曲池穴。

(4) 用面刮法刮拭下肢血海穴。

(5) 用平面按揉法按揉下肢外侧足三里穴。

(6) 用拍打法拍打腘窝委中穴，也可以用刮痧板来拍打。

【刮痧疗程】 每天刮拭 1 次，10 天为一个疗程。瘙痒会有所减轻、皮疹减退。

【注意事项】

(1) 养成生活规律的好习惯，避免过度的精神紧张，注意劳逸结合，避免过度劳累。

(2) 不喝酒、浓茶，不吃辛辣及刺激性食品，不滥用外用药。

(3) 避免各种不良的机械性、物理性刺激。

(4) 避免搔抓、摩擦及热水烫洗等。

第七章　五官科常见病刮痧疗法

第一节　近　视

近视是指双眼近视清晰、远视模糊的一种常见的眼科疾病，大部分原因是用眼卫生不良所引起，如长时间在光线不足或过强的环境下读书写字，或躺在床上看书，或书写姿势不良等。中医学认为，本病因肝肾不足、气血亏虚、目失所养所致。假性近视、远视及各种原因引起的视力减退，都可按以下方法刮拭治疗，能补肝养血、滋阴明目，不至于让视力继续减退。

【症状】患者视远物不清，而视近物清晰还可伴眼胀、头痛、视疲劳等症状。

【穴位选配】肝俞、肾俞、睛明、合谷（图 7-1）。

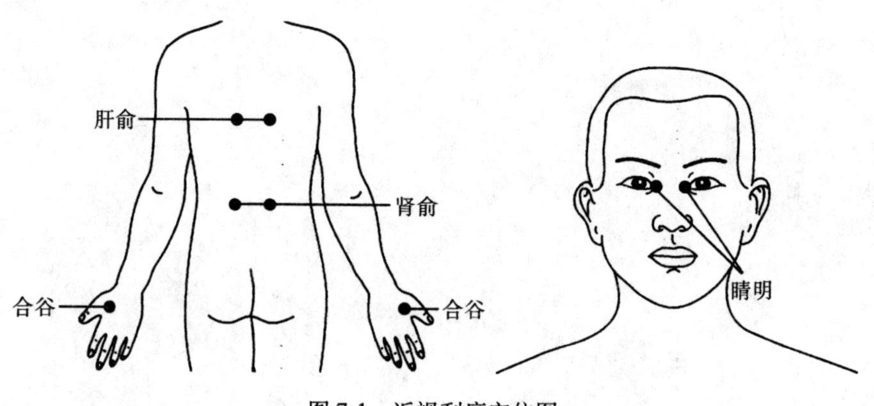

图 7-1　近视刮痧穴位图

【刮拭方法】

（1）用垂直按揉法按揉睛明穴。

（2）用面刮法从上向下刮拭背部肝俞穴、肾俞穴。

（3）用平面按揉法按揉手背部合谷穴。

【刮痧疗程】 每天刮拭 1 次，7 天为一个疗程。一般需刮 5~7 个疗程。

【注意事项】 注意用眼卫生，不在光线太弱或太强的环境下看书，不在躺着、走着、坐车时看书，经常平眺远方，以减轻眼疲劳。

第二节 耳 鸣

耳鸣一般是指在没有任何外界刺激条件下所产生的异常声音感觉。在进行刮痧治疗时，首先要通畅颈椎。因为动脉负责向大脑供氧，静脉负责向下回收杂质，而上路不通和下路不通都会导致耳鸣。所以，刮痧时要先刮拭颈椎部位，再配合调理其他地方，很快就能缓解耳鸣。

【症状】 患者经常或间歇性自觉耳内鸣响，声调多种，或如蝉鸣，或如潮涌，或如雷鸣，难以忍受。鸣响或有短暂，或间歇出现，或持续不息。耳鸣对听力多有影响，但在早期或神经衰弱及全身疾病引起的耳鸣，常不影响听力。

【穴位选配】 角孙、耳门、听宫、听会、翳风、肾俞、命门、中渚、足三里、太冲（图 7-2）。

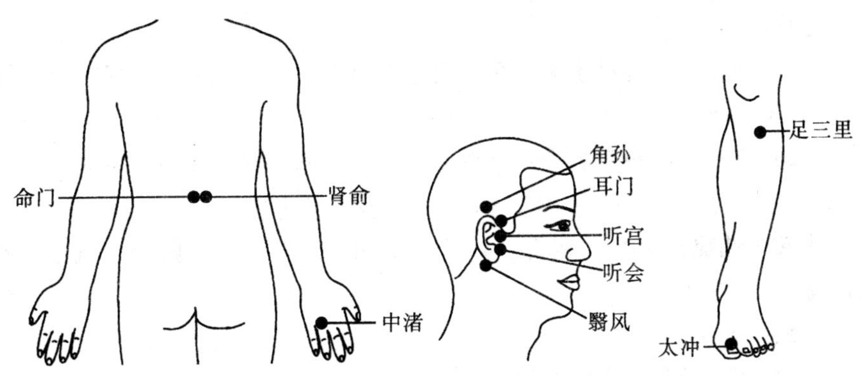

图 7-2 耳鸣刮痧穴位图

【刮拭方法】

（1）用点按法刮拭头部角孙穴、耳门穴、听宫穴、听会穴。

（2）用平面按揉法按揉耳垂后面翳风穴。

（3）用面刮法从上向下刮拭腰背部的肾俞穴、命门穴。

（4）用垂直按揉法按揉中渚穴。

（5）用平面按揉法按揉下肢外侧足三里穴。

（6）用垂直按揉法按揉太冲穴。

【刮痧疗程】每天刮拭1次，3天为一个疗程，长期耳鸣者7天为一个疗程。

【注意事项】

（1）及早去医院，配合专科医生进行检查和治疗。

（2）慎用耳毒性药物。

（3）多吃含铁、锌、维生素C、维生素E丰富的食物；忌过甜、过咸、油腻、含胆固醇过多的食物；忌食辛辣刺激性食物。

第三节　鼻　窦　炎

鼻窦炎是鼻窦黏膜的非特异性炎症，是鼻科常见多发病，可分为急性化脓性鼻窦炎和慢性化脓性鼻窦炎两类。中医认为鼻窦炎是因外邪侵犯鼻窦，窦内湿热蕴积，酿成痰浊所致。患者可重点刮拭迎香穴和胃经的循行位置，坚持刮拭，直至鼻窦炎的症状完全消失。

【症状】

（1）急性化脓性鼻窦炎：多继发于急性鼻炎，以鼻塞、多脓鼻涕、头痛为主要特征。

（2）慢性化脓性鼻窦炎：常继发于急性化脓性鼻窦炎，以多脓鼻涕为主要表现，可伴有轻重不一的鼻塞、头痛及嗅觉障碍。

【穴位选配】百会、迎香、列缺、太渊、阴陵泉、三阴交、风池、胆俞、脾俞（图7-3）。

【刮拭方法】

（1）用单角刮法刮拭头部百会穴。

（2）用平面按揉法按揉面部迎香穴。

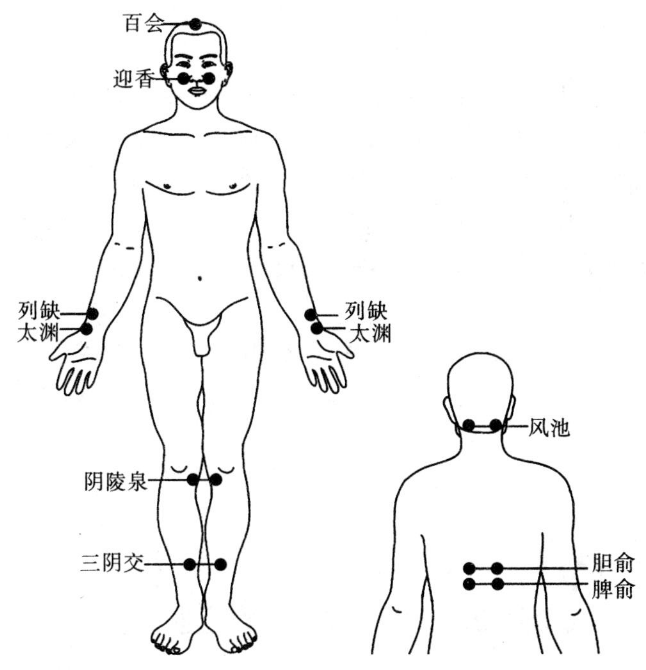

图 7-3　鼻窦炎刮痧穴位图

（3）用单角刮法刮拭头颈部双侧风池穴。

（4）以面刮法刮拭背部双侧胆俞穴至脾俞穴。

（5）用面刮法自上而下刮拭上肢肺经列缺穴至太渊穴。

（6）以面刮法自上而下刮拭下肢脾经阴陵泉穴至三阴交穴。

【刮痧疗程】 每天刮拭 1 次，7 天为一个疗程。治疗周期根据疾病缓急、病程长短而定。

【注意事项】

（1）要进行体育锻炼，每天早上起来跑步，有助于增强体质，增强机体免疫力。

（2）日常饮食要清淡，不要吃辛辣的食物，鱼虾等腥味的食物也要少吃。

（3）要提防感冒，感冒也容易引发鼻炎。

第四节　咽 喉 肿 痛

咽喉肿痛，属中医学的“喉弊”范畴，是指咽喉部红肿疼痛的症状，多见于外感及咽喉部疾病，包括急性扁桃体炎、急性咽炎和单纯性喉炎等。针对此症，刮痧时可重点刮拭肺经和胃经上的特效穴位，一般来说，刮拭 2~3 次后，症状会出现明显好转。

【症状】咽部有异物感、灼热感、肿胀感、疼痛感，吞咽食物时感觉明显。

【穴位选配】天容、扶突、天突、大椎、外关、合谷、少商、风池、翳风、曲池、商阳、丰隆、内庭、太溪、照海、鱼际、列缺、少府（图 7-4）。

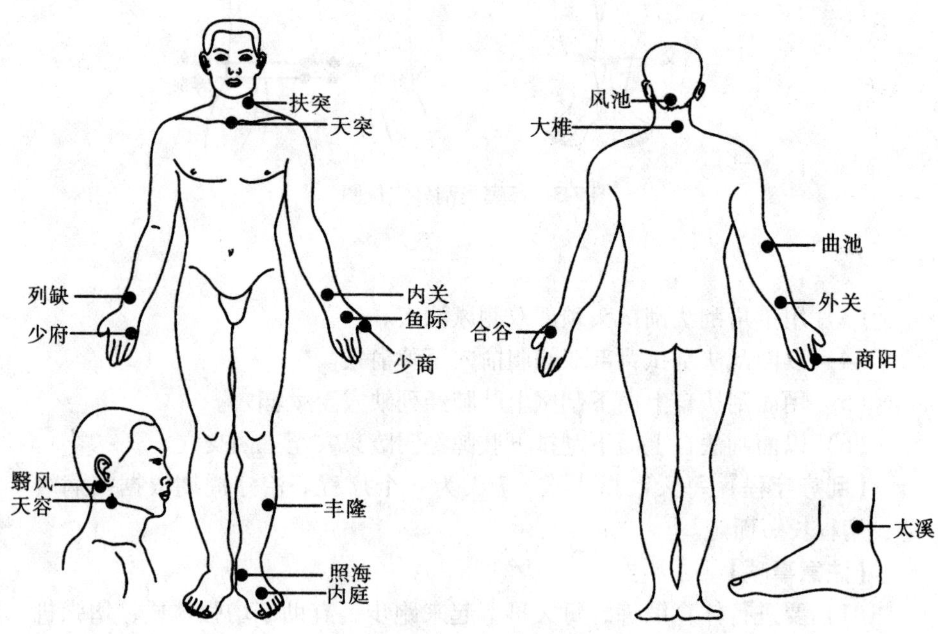

图 7-4　咽喉肿痛刮痧穴位图

【刮拭方法】

(1) 用泻法刮拭天容穴、扶突穴、天突穴、大椎穴、外关穴、合谷穴、少商穴。

(2) 风热者用泻法加刮风池穴、翳风穴、曲池穴。

(3) 胃热者用泻法加刮商阳穴、丰隆穴、内庭穴。

(4) 虚热者用泻法加刮太溪穴、照海穴、鱼际穴。

(5) 声音嘶哑者加刮列缺穴。

(6) 手足心热者加刮少府穴。

【刮痧疗程】 每天刮拭 1 次，3~5 天为一个疗程。治疗周期根据疾病缓急、病程长短而定。

【注意事项】

(1) 发病时控制饮食，进流质或软质食物。

(2) 注意口腔卫生，忌烟酒，禁食辛辣刺激性食物，勿饮咖啡、可可、浓茶等刺激性饮料。

第八章　亚健康症状刮痧疗法

世界卫生组织认为：健康是一种身体、精神和交往的完美状态，而不只是身体无病。根据这一定义，经过严格的统计学统计，人群中真正健康（第一状态）和患病者（第二状态）不足2/3，有1/3以上的人群处在健康和患病之间的过渡状态，世界卫生组织称其为第三状态，国内常常称之为亚健康状态。“第一状态”处理得当，则身体可向健康转化；反之，则患病。因此，对亚健康状态的研究，是21世纪生命科学研究的重要组成部分。

亚健康是一个新的医学概念，过去，人们认为，没有疾病就是健康。大量事实说明，在疾病和健康之间，存在着大量的亚健康状态。由于每个人的情况不同，所以表现不尽相同，许多人总感到不舒服，可是到医院求治，经过医生各种检查，包括现代化的仪器检查，却诊断不出一个具体的病来。这是一种没有病的“病”，是人体的第三种状态，也就是介于健康和疾病之间的临界状态。因此我们认为，只要出现自我感觉异常，而又暂时不符合任何疾病的诊断标准，就是亚健康。

第一节　失　　眠

失眠作为亚健康最突出的表现之一，其门诊发生率高，长时间失眠会严重困扰人们正常的生活、工作、学习与社会交往等。中医认为，它是由于脏腑功能紊乱、气血亏虚、阴阳失调，而导致的夜不能寐。按照下面的方法坚持刮痧，能够养心安神、补充气血，从而改善失眠。

【症状】睡眠满意度低、入睡困难、早醒、多梦、易醒，长期失眠会导致头痛、头晕、疲倦、精神欠佳、食欲不振、腰酸、自汗、心悸、健忘等症。

【穴位选配】百会、风池、肩井、心俞、内关、神门、足三里、三阴交、行间、厉兑、涌泉（图8-1）。

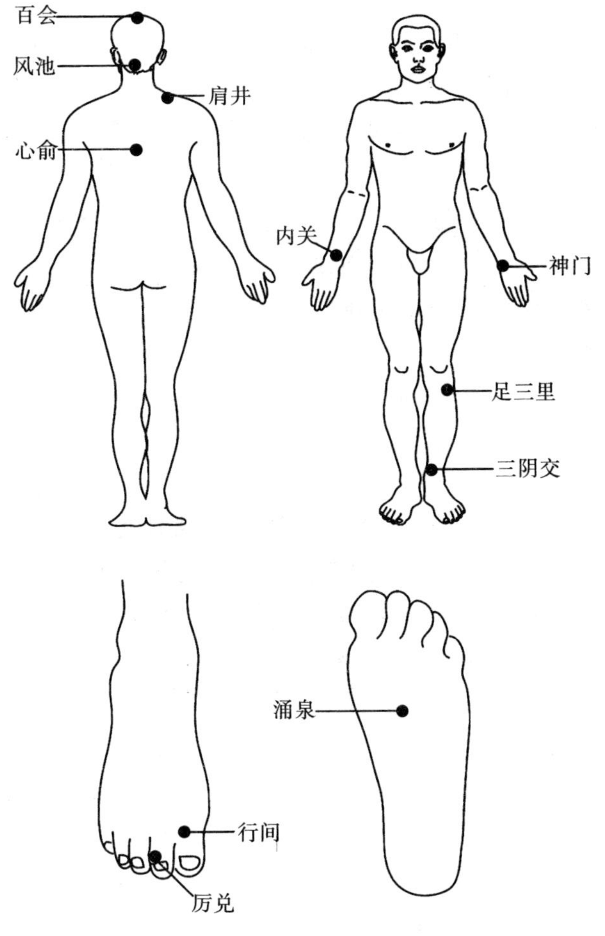

图 8-1　失眠刮痧穴位图

【刮拭方法】

（1）刮板不离开皮肤，来回往返刮拭百会穴，再由百会穴向下先左后右刮至后颈部发际处。

（2）选择刮板的一角，刮拭风池穴，先左后右依次刮拭，以局部发热为度。

（3）刮板下缘的 1/3 接触皮肤，用泻法从颈部分别向两侧肩峰刮肩井穴、再从上往下刮心俞区部位，以出痧为度。

（4）选择刮板的一角，向下按压内关、神门穴，逐渐加力，停留数秒后迅速抬起，以有麻胀感为度。

（5）选择刮板的一角，由近端向远端刮拭足三里，三阴交穴，以出痧为度。

（6）选择刮板的一角，向下按压行间、厉兑、涌泉穴，逐渐加力，停留数秒后迅速抬起，以有麻胀感为度。

【刮痧疗程】可作为日常保健经常刮拭。

【注意事项】

（1）养成良好的睡眠习惯，定时起床和就寝，调整好生物钟。

（2）保持心情舒畅，避免过度的情志刺激，减轻压力，消除对失眠的恐惧。

（3）白天可以进行适当的运动，但睡前不要剧烈运动。

（4）睡前用双手指梳头，以头皮发红、发热为度。因为头部穴位较多，通过梳理，可起到按摩、刺激的作用，从而消除疲劳，有助于睡眠。

第二节　健　　忘

健忘是指记忆力减退，遇事善忘的一种病症。多因心脾亏虚，年老精气不足，或瘀痰阻闭所致。健忘是又一亚健康症状，时时干扰着人们的正常生活。这时，按照以下方法刮拭，坚持 1 个星期后，健忘症就会减轻，而且注意力也会变得集中。

【症状】表现为近期或远期记忆减退、易忘事，注意力不集中，重者不认识家人、不认得自家门等。

【穴位选配】百会、膏肓、心俞、肾俞、志室、次髎、中脘、大赫、内关、神门、足三里、中封、三阴交（图 8-2）。

【刮拭方法】

（1）用平面按揉法按揉百会穴。

（2）用面刮法刮拭背部心俞穴、肾俞穴、志室穴和次髎穴。

（3）用平面按揉法按揉内关穴。

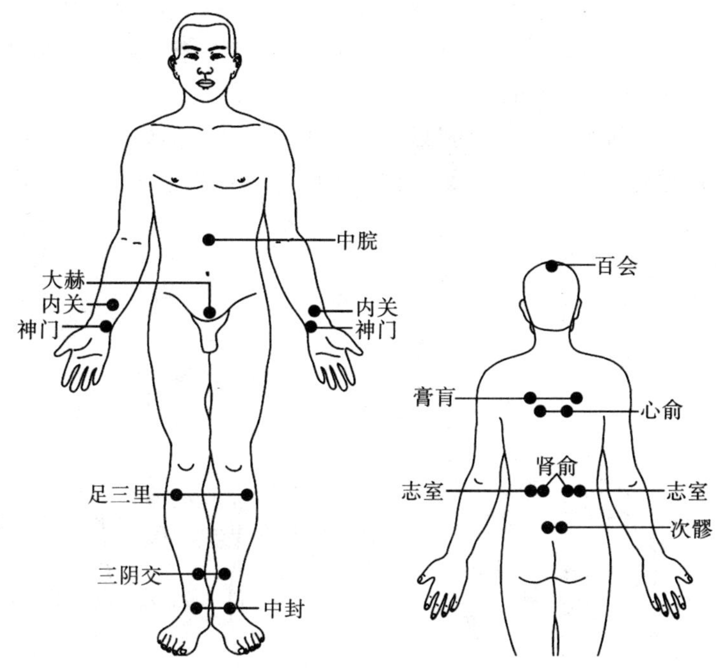

图 8-2 健忘刮痧穴位图

（4）用平面按揉法按揉神门穴。

（5）用面刮法刮拭足三里穴、三阴交穴、中封穴。

【刮痧疗程】可作为日常保健经常刮拭。

【注意事项】

（1）注意调节情志、劳逸结合，作息正常，适当参加体力劳动和体质锻炼。增加营养，适当增加肉类食物。

（2）常梳头，每日晨起和睡前用木梳从前发际向后发际梳刮 5 分钟。

第三节 神经衰弱

神经衰弱是一种以大脑功能性障碍为特征的疾病，属神经官能症的一种类型。现代社会人们工作和生活压力不断增大、精力体力时常透支，加之思虑过度、神经系统常处于虚弱状态。其根本病因就在于五脏功能低下，因此，神经衰弱的治疗也要从五脏功能的调理入手。刮痧时，需要重点刮拭心俞穴、肾俞穴等。一般来说，坚持刮拭1个月后，精神疲劳、睡眠障碍等症都能得到改善。

【症状】精神疲劳、神经过敏、头部不适、睡眠障碍、自疑有病等症。

【穴位选配】睛明、印堂、膻中、期门、风府、心俞、肾俞、行间（图8-3）。

【刮拭方法】

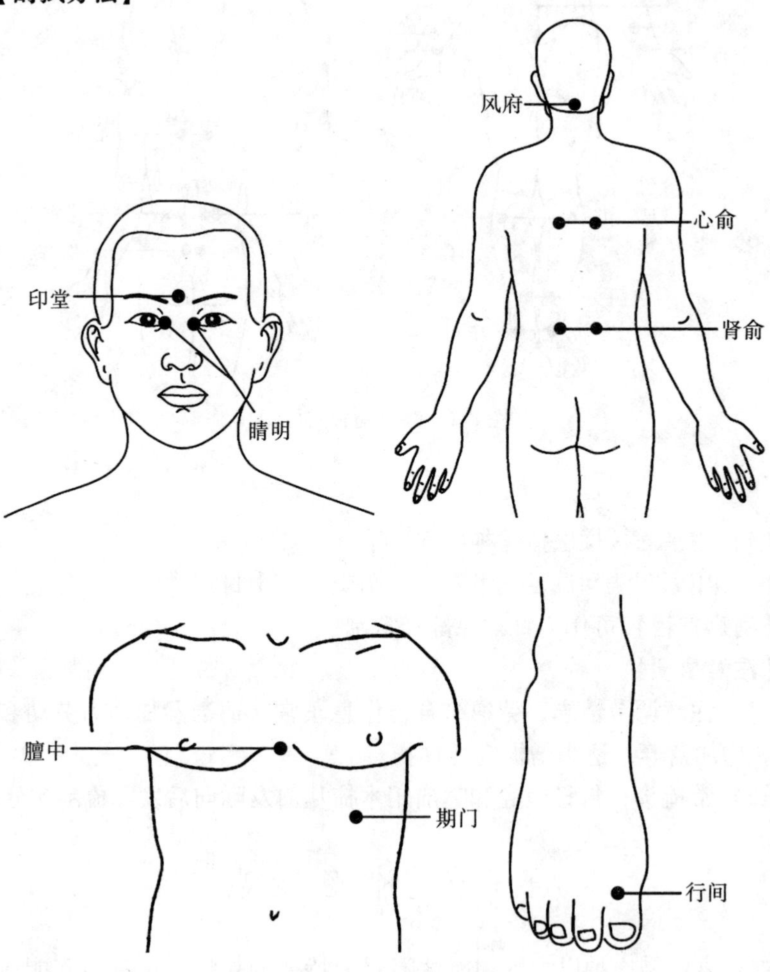

图8-3 神经衰弱刮痧穴位图

（1）选择刮板的一角，用垂直按揉法按揉睛明穴、印堂穴。

（2）用单角刮法从上向下刮拭膻中穴。

（3）用面刮法从内向外刮拭腹部期门穴。

（4）用面刮法从上向下刮拭风府穴。

（5）用面刮法从心俞穴刮至肾俞穴。

（6）选择刮板的一角，用垂直按揉法按揉行间穴。

【刮痧疗程】 可作为日常保健经常刮拭。

【注意事项】 改善生活和工作环境，放松心态，减少紧张刺激。适当参加体育锻炼，多参加户外集体活动。

第四节　食欲不振

食欲不振是亚健康人群几乎都会出现的一种现象。导致食欲不振的原因有很多，如疲劳或精神紧张、过食、过饮、运动量不足、慢性便秘等。刮痧时，可重点刮拭大肠经和胃经，一般刮拭2~3次后，各种肠胃不适的症状就会缓解，食欲也会逐渐变得正常。

【症状】 无明显饥饿感，没有进食的欲望，或即使进食少量食物，也会觉得食而无味，没有满足感，食量明显降低，持续时间不超过半个月。

【穴位选配】 脾俞、胃俞、中脘、章门、阴陵泉、足三里、丰隆、三阴交（图8-4）。

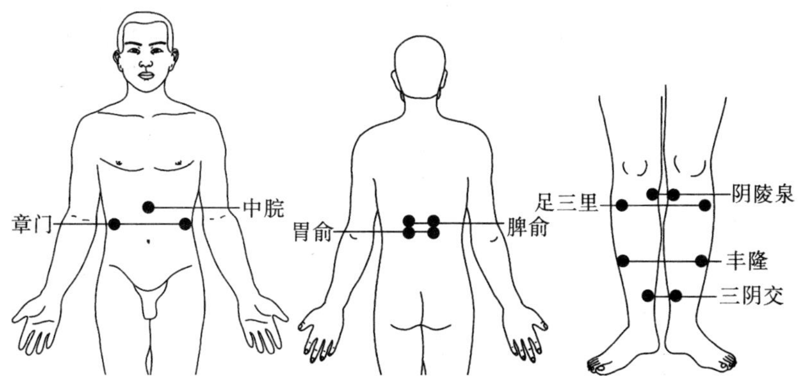

图8-4　食欲不振刮痧穴位图

【刮拭方法】

（1）用面刮法刮拭背部双侧脾俞穴、胃俞穴。

（2）用面刮法刮拭腹部中脘穴。

（3）用面刮法从内到外刮拭胸部章门穴。

（4）用面刮法从上向下刮拭下肢足三里穴至丰隆穴。

（5）用面刮法刮拭双侧阴陵泉穴、三阴交穴。

【刮痧疗程】可作为日常保健经常刮拭。

【注意事项】

（1）合理调配食物，平时应多吃粗粮，忌食肥腻不易消化的食物，不偏食、挑食。

（2）避免睡前饱食晚餐过饱，必然使胃肠负担加重，胃液分泌紊乱，易出现食欲下降。

（3）不明原因引起的食欲不振，应及早去医院诊断，早期治疗。

第五节　消化不良

消化不良是由于各种疾病引起小肠对摄入的营养物质消化和吸收不足而造成的临床症候群。现代人为了应付繁忙的工作，经常饥一顿饱一顿，或吃东西太快或嚼得太粗都会使症状加重。进食太多、喝酒过量、食物配合不当或吃饭时情绪太紧张也会加剧消化不良。刮痧时，需重点刮拭胃经和足三里穴，刮拭2~3次后，消化功能就会明显转好。

【症状】表现为断断续续地有上腹部不适或疼痛、饱胀、烧心（反酸）、嗳气等。

【穴位选配】大椎、悬枢、肺俞、三焦俞、中脘、气海、章门、天枢、四缝、足三里（图8-5）。

【刮拭方法】

（1）用面刮法刮督脉大椎穴至悬枢穴。

（2）用面刮法刮拭双侧肺俞穴至三焦俞穴。

（3）用面刮法刮拭双侧胃经中脘穴至气海穴。

（4）用面刮法刮拭章门穴、天枢穴。

（5）用垂直按揉法轻柔按摩四缝穴。

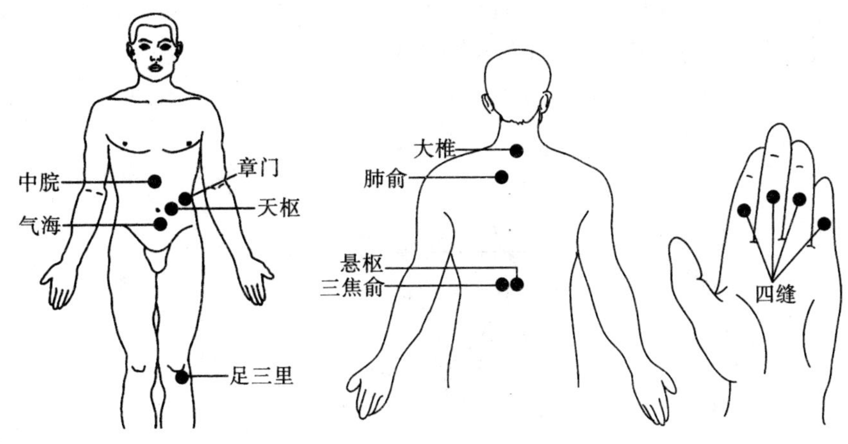

图 8-5　消化不良刮痧穴位图

（6）用面刮法刮拭下肢胃经足三里穴。

【刮痧疗程】 可作为日常保健经常刮拭。

【注意事项】

（1）刮拭前可食用少量温热食物，刮拭后应自我按摩腹部以促进消化。

（2）忌生冷辛辣食物，少食油腻，饮食节制而有规律。

（3）多进行户外运动，加强体质锻炼。

第六节　大脑疲劳

现代人长时间用脑工作，还有紧张、愤怒、懊恼、焦虑等剧烈的情感、心理变化，会消耗大脑中大量的血液和氧。大脑长时间处于这种紧张状态，就会导致脑供血、供氧不足，于是削弱了脑细胞的正常功能，很容易出现大脑疲劳的亚健康状态。大脑疲劳了，就需要休息或者良性刺激。此时，可重点刮拭百会穴、四神聪穴以及风池穴，能快速地缓解大脑疲劳。

【症状】 当大脑缺乏充足的氧气、供血的时候，思维就会迟钝或停滞，产生注意力分散、记忆力减弱、头晕眼花、厌倦、食欲不佳、头痛、疲倦、乏力、失眠等症状，严重者还会出现大脑一片空白，甚至晕厥。

【穴位选配】四神聪、百会（图 8-6）。

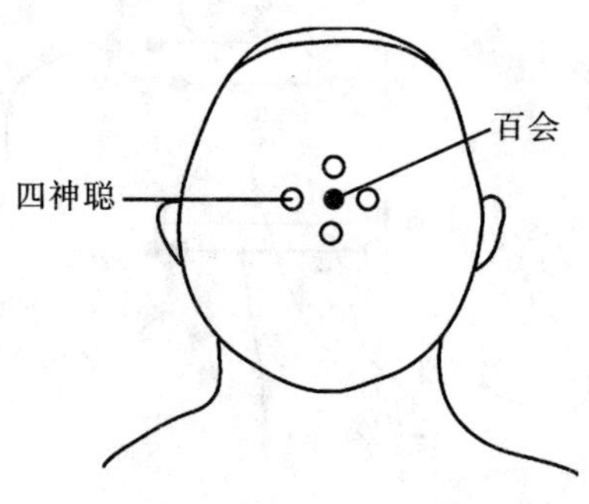

图 8-6 大脑疲劳刮痧穴位图

【刮拭方法】

（1）用水牛角刮痧梳以面刮法按侧头部、头顶部、后头部的顺序刮拭全头，刮至头皮发热即可，注意寻找并重点刮拭疼痛点。

（2）用单角刮法刮拭百会穴。

（3）用单角刮法刮拭四神聪穴。

【刮痧疗程】可作为日常保健经常刮拭。

【注意事项】

（1）合理安排作息时间，不熬夜，加强锻炼。

（2）调节情绪，放松心态，消除压力。

第七节 眼睛疲劳

眼睛是中枢神经直接呈现到人体表面的唯一部位。因此，眼睛的状态，包括神经疲劳、视线变得闪烁、模糊不清，或眼睛内侧微痛等疲劳症状，大多是脑神经状态的直接体现。针对此症，可以重点刮拭眼部的特效穴位，刮拭 1 个月后，视疲劳就能得到缓解，而且还能消除眼睛不适感。

【症状】眼睛干涩，有烧灼感、发生红肿和眼内有异物感等症状。

【**穴位选配**】鱼腰、攒竹、睛明、瞳子髎、承泣（图 8-7）。

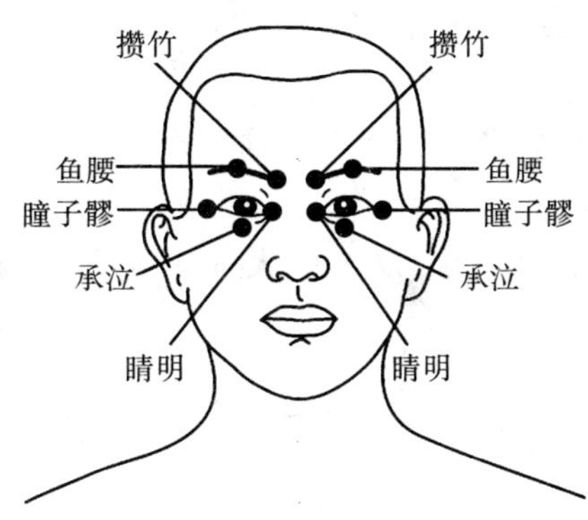

图 8-7 视力疲劳刮痧部位图解

【**刮拭方法**】

（1）垂直按揉法按揉睛明穴。

（2）用平刮法从内眼角沿上眼眶经攒竹穴、鱼腰穴缓慢向外刮至瞳子髎穴，刮拭 5~10 次。

（3）用平刮法从内眼角沿下眼眶经承泣穴缓慢向外刮至瞳子髎穴，刮拭 5~10 次。

【**刮痧疗程**】可作为日常保健经常刮拭。

【**注意事项**】

（1）改变用眼习惯，每隔 50 分钟休息 5~10 分钟，这是视疲劳的最有效的预防方法。

（2）休息时多到户外活动，观赏绿色植物，抬头看天上的星星或放风筝，都是扩大视野、调节焦距、缓解眼睛疲劳的方法。

（3）对于长时间频繁用眼人群，应定期检查视力，及时矫正视力，选配合适的眼镜。

第八节 颈肩酸痛

颈肩酸痛是亚健康常见症状之一，现代生活方式使得人们经常会长时间面对电脑、驾车和坐柔软的沙发，而这种上肢长期保持同一姿势或长时间重复同一动作。会让人们在不知不觉中患上颈肩部酸痛、僵硬等病症。刮痧时，可重点刮拭肩周围的各穴，坚持刮拭10次后，颈肩酸痛的症状就会缓解。

【症状】 从颈部到肩膀和肩胛骨的周边有沉重感且僵硬，有时会感觉钝痛、困倦。

【穴位选配】 风府、风池、天柱、大椎、肩井、大杼（图8-8）。

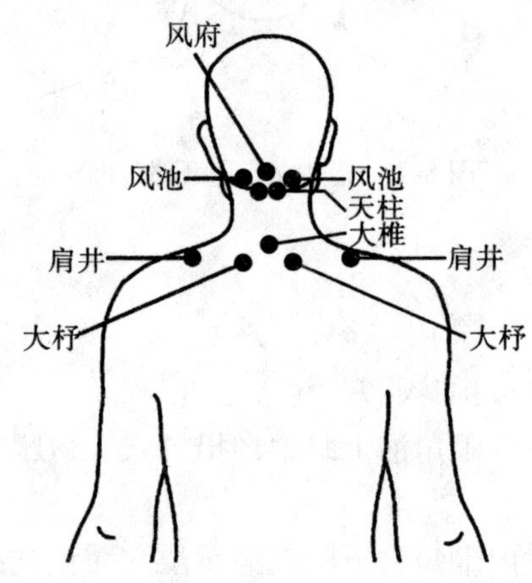

图8-8　颈肩酸痛刮痧穴位图

【刮拭方法】

（1）用面刮法从上到下刮拭颈部督脉风府穴至大椎穴。

（2）用面刮法从上到下刮拭背部两侧膀胱经天柱穴至大杼穴。

（3）用面刮法从上到下刮拭位于后头部双侧胆经风池穴。

（4）用面刮法从风池穴向下刮至颈根部。

（5）用面刮法从内向外刮拭肩井穴。

【注意事项】

（1）避免长时间低头屈颈工作，经常做颈部及肩部的功能锻炼。

（2）避免感受风寒，枕头高低适中。

（3）刮痧时，可配合推拿、按摩同时进行。

第九节　腰酸背痛

随着办公现代化的发展以及许多新兴行业的出现，经常坐着工作的人，时常会感到坐久后腰背部酸痛难忍，以致坐立不安，用手触摸腰背部，会发现疼痛部位的肌肉僵硬。初期只要稍加注意休息，进行一些针对性的放松活动或者敲打疼痛的部位即可缓解，或者症状消失。但若不注意，便会使得疼痛发作频率增加，疼痛程度加重，疼痛部位增多，且在疼痛部位找到大小不等的皮下结节或者条索状的硬物，触之则痛。刮痧时，可重点刮拭膀胱经的循行位置，一般在刮拭10次以后，症状就会缓解。如果继续刮拭，还能起到保健腰部的作用。

【症状】腰背肌肉劳损、酸痛、僵硬。

【穴位选配】大椎、肩井、大杼、膈俞、至阳、腰眼、志室、肾俞、命门、委阳、委中(图8-9)。

【刮拭方法】

(1) 用面刮法从上向下刮拭督脉大椎穴到至阳穴。

(2) 用面刮法刮拭背部膀胱经大杼穴至膈俞穴。

(3) 用面刮法从内向外刮拭肩井穴。

(4) 用面刮法从上向下刮拭腰部督脉命门穴。

(5) 用面刮法刮拭膀胱经肾俞穴、志室穴、腰眼穴。

(6) 用拍打法拍打腘窝委中穴、委阳穴处，也可以用刮痧板拍打。

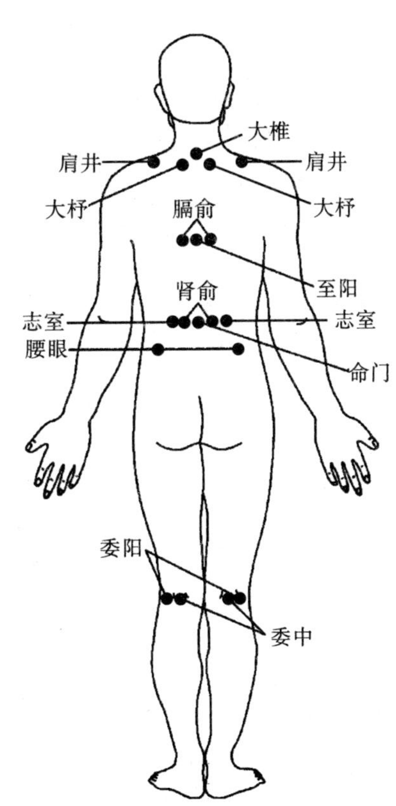

图8-9　腰酸背痛刮痧穴位图

【刮痧疗程】可作为日常保健经常刮拭。

【注意事项】

（1）凡肾虚引起的腰痛禁用泻法刮拭。

（2）刮痧时刻采取局部与远端相结合的循经刮拭方法，并配合推拿、热敷同时进行。

（3）保持正确的坐姿和站姿，加强腰背肌的锻炼，进食后不要立即平卧（可散步），节制房事。

第九章　五脏六腑养生保健刮痧疗法

第一节　心和小肠刮痧保健法

中医认为，心，在五行属火，为阳中之阳脏，主血脉，藏神志，为五脏六腑之大主、生命之主宰。小肠位于腹腔，通过胃消化后的饮食水谷进入小肠，进行进一步消化，吸收其中的营养，排除糟粕。心与小肠互为表里，心属里，小肠属表，心之阳气下降于小肠，帮助小肠区别食物中的精华和糟粕。如果心火过盛，可移热于小肠，出现小便短赤、灼痛、尿血等症状。反之，小肠有热，也可引起心火亢盛，出现心中烦热、面红、口舌生疮等症状。长期坚持对心和小肠同时进行刮痧保健，有事半功倍的养心安神功效。

【穴位选配】天宗、心俞、神堂、小肠俞（图 9-1）。

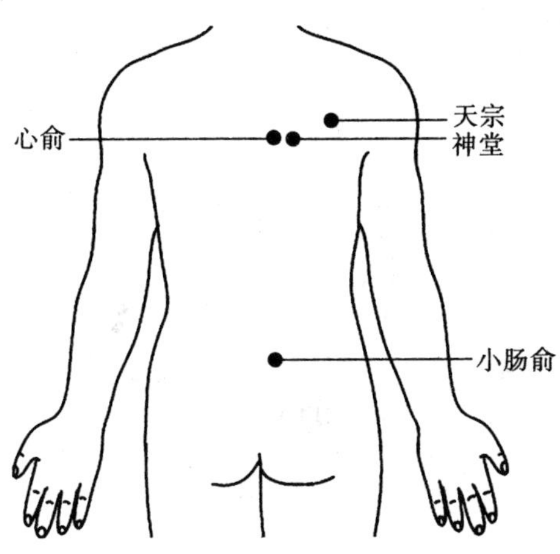

图 9-1　心和小肠刮痧穴位图

【刮拭方法】 用面刮法从上向下刮拭背部，可重点刮拭天宗穴、心俞穴、神堂穴、小肠俞穴。

第二节 肺和大肠刮痧保健法

人的生命离不开空气和食物。人体内负责运化空气的是肺，负责传导食物的是大肠。肺主一身之气，肺功能正常，则气道通畅，呼吸均匀和调。如果肺气不足，则可出现呼吸减弱，身倦无力，气短自汗等全身虚弱症状。肺主肃降，通调水道，下输膀胱，保持排尿通利。大肠的主要功能是吸收水分，排泄糟粕。肺与大肠构成表里关系。大肠的传导有赖于肺气的肃降，肺气肃降则粪便传导如常，粪便排出通畅。若大肠积滞不通，反过来也影响肺气的肃降。坚持刮拭肺经和大肠经的循行位置，每日 1 次，具有益气通便的功效。

【穴位选配】 肺俞、肾俞、大肠俞、曲池、偏历、阳溪、少商、商阳、尺泽、列缺、太渊（图 9-2）。

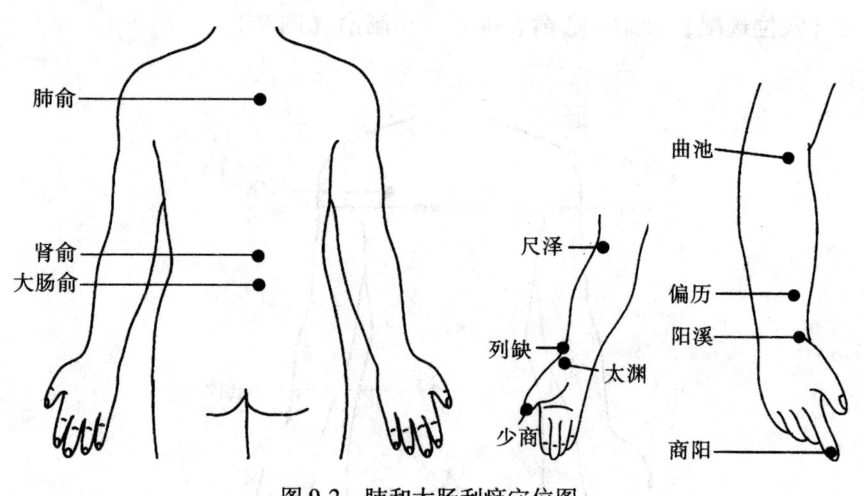

图 9-2 肺和大肠刮痧穴位图

【刮拭方法】

（1）用面刮法或双角刮法，自上而下刮拭背部，可重点刮拭膀胱经肺俞穴、大肠俞穴。

（2）用面刮法从肘窝肺经尺泽穴刮拭至拇指少商穴，重点刮拭太渊穴、列缺穴。

（3）用面刮法从肘关节手大肠经曲池穴刮至示指商阳穴，可重点刮拭偏历穴。

（4）用拍打法拍打肘窝大肠经的曲池穴、肺经的尺泽穴，也可以用刮痧板拍打。

第三节　肝胆刮痧保健法

肝具有调节某些精神情志活动、贮藏血液和调节血量的功能，协助脾胃消化食物。肝开窍于目，肝脏有病常会引起各种眼病。胆附于肝，胆所贮藏的胆汁是由肝分泌的，“借肝之余气，溢入于胆，积聚而成”。肝胆互为表里，肝的疏泄功能正常，才能保证胆汁的贮存和排泄功能正常，胆汁排泄通畅，肝才能发挥其疏泄之性。肝胆发病时互相影响，所以在治疗时肝胆同治。经常刮拭胆经和肝经的循行部位，有利于排毒解毒、疏肝利胆、行气解郁，从而达到养血益肝的功效。

【穴位选配】期门、日月、阳陵泉、足光明、曲泉、大敦（图9-3）。

【刮拭方法】

（1）用面刮法从内向外刮拭胸部日月穴、期门穴。

（2）用面刮法刮拭足厥阴肝经的循行部位，从曲泉穴向下刮至足踇趾大敦穴。

（3）用面刮法刮拭胆经的循行部位，可重点刮拭阳陵泉穴、足光明穴。

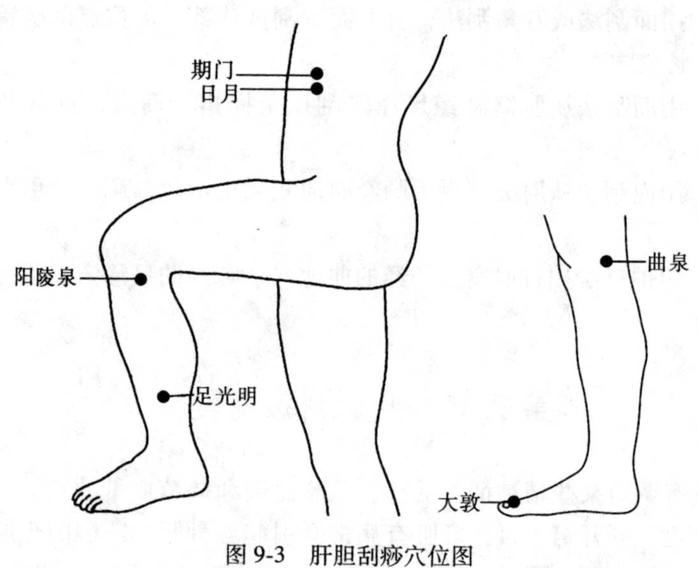

图 9-3 肝胆刮痧穴位图

第四节 脾胃刮痧保健法

脾胃主管饮食的消化、吸收和传输营养、水分，以供人体生命活动的各个组织器官的需要，故有“脾胃为后天之本”之说。此外脾还有调节水蔽、统血、主肌肉四肢的功能。胃主要是消化食物。脾与胃都是消化食物的主要脏腑，二者经脉互相联系，构成表里关系。胃主受纳，脾主运化，共同完成消化吸收和运输营养物质的任务。胃主降，水谷得以下行，便于消化，脾主升，水谷精微才能输布全身。同时刮拭胃经和膀胱经的循行部位，能达到健脾和胃的功效。

【穴位选配】 脾俞、意舍、胃俞、胃仓、外膝眼、阴陵泉、足三里、丰隆、三阴交（图 9-4）。

【刮拭方法】

（1）用面刮法从上向下刮拭膀胱经的脾俞穴、意舍穴、胃俞穴、胃仓穴。

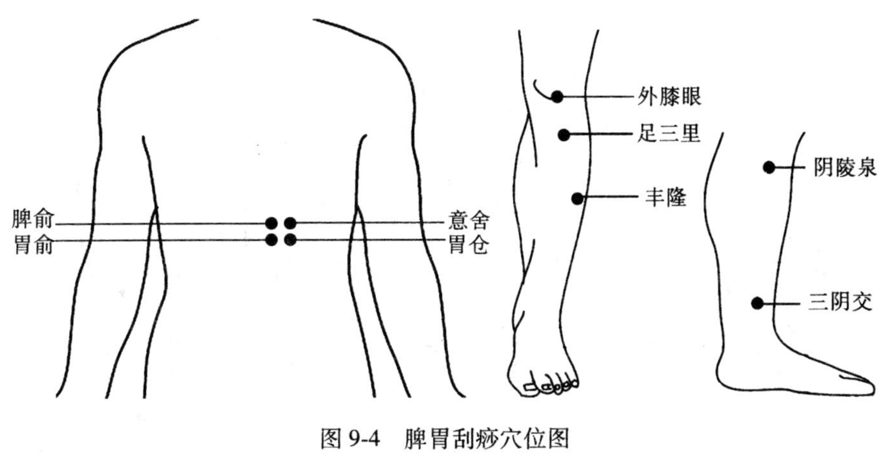

图 9-4　脾胃刮痧穴位图

（2）用面刮法从上向下刮拭胸腹部的外膝眼穴。

（3）用面刮法从膝关节足太阴脾经的阴陵泉穴向下刮拭至三阴交穴。

（4）沿着经脉的循行部位，用面刮法从足阳明胃经的足三里穴向下刮至丰隆穴。

第五节　肾和膀胱刮痧保健法

肾主要功能是藏精，一是指禀于父母之精，称为先天之精，是人体生殖发育的根本；一是指来源于脾胃的水谷之精，称为后天之精，是维持人体生命活动的物质基础。肾藏命门之火，命门之火不足，常导致全身阳气虚弱，发生各种疾病。肾主水、主骨、生髓，与人体的生殖、生长发育、衰老、水液代谢有密切关系。膀胱的主要功能是贮尿和排尿。膀胱的排尿功能和肾气盛衰有密切关系。肾气充足，尿液可以及时分泌于膀胱并排出体外，若肾气虚而不能固摄，就会出现排尿频繁、遗尿或失禁、肾虚气化不及，则出现尿闭或小便不畅。肾左右各一，与膀胱构成表里，又与膀胱相通，膀胱的气化有赖于肾气的蒸腾。同时刮拭肾经和膀胱经的循行部位，能达到强肾壮腰的功效。

【穴位选配】三焦俞、命门、肾俞、志室、膀胱俞、交信、大钟、飞扬、昆仑、涌泉穴（图 9-5）。

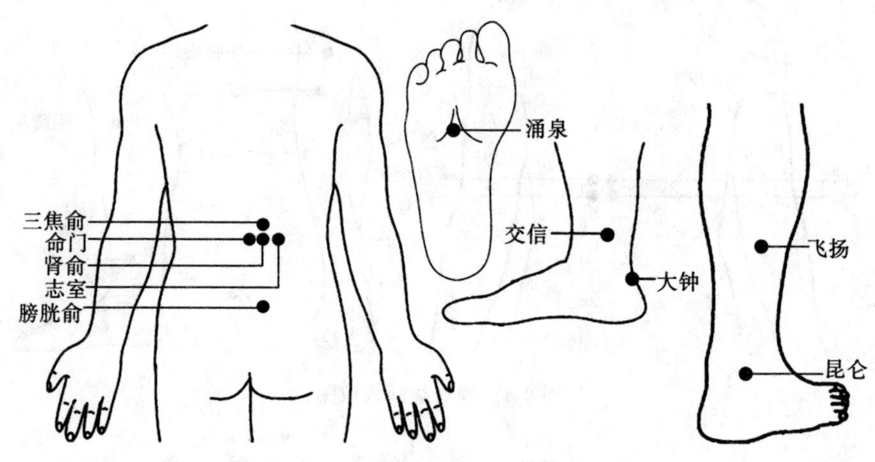

图 9-5　肾和膀胱刮痧穴位图

【刮拭方法】

（1）用双角刮法从上向下刮拭督脉命门穴，膀胱经三焦俞穴、肾俞穴、志室穴、膀胱俞穴。

（2）用面刮法刮拭小腿外侧的飞扬穴，力度适中，刮拭 1~3 分钟。

（3）用面刮法或平面按揉法刮拭大钟穴、交信穴，以感到发胀为止。

（4）用面刮法刮试小腿外侧的昆仑穴。

（5）用平面按揉法按揉脚底的涌泉穴。

参考文献

[1] 王敬. 王敬：能救命的刮痧书［M］. 南京：江苏科学技术出版社，2015.

[2] 王长宏，薛均来. 家庭刮痧边学边用［M］. 长春：吉林科学技术出版社，2014.

[3] 吴茱萸. 美女中医才知道的刮痧美颜书术［M］. 南宁：广西科学技术出版社，2013.

[4] 祝亚男，孙志波. 图解刮痧健康手册［M］. 杭州：浙江科学技术出版社，2012.

[5] 李健. 图解在家刮痧［M］. 福州：福建科技出版社，2012.

[6] 姜希. 女人刮痧变美［M］. 北京：中国妇女出版社，2011.

[7] 刘令仪. 图解儿童经络按摩刮痧［M］. 天津：天津科学技术出版社，2011.

[8] 刘毅. 拔罐刮痧速效自疗［M］. 武汉：武汉出版社，2011.

参考文献